Kapitelübersicht

Die Handlungsanleitungen in diesem Buch sind sehr kurz gehalten, um das Buch in einem kleinen, praxisnahen Format zu realisieren. Grundsätzlich sollte bei allen Pflegemaßnahmen beachtet werden:

- Hygiene: Desinfizieren Sie vor und nach jedem Patientenkontakt, zudem nach einer Kontamination Ihre Hände. Halten Sie allgemeine Hygienemaßnahmen ein.
- Informieren Sie das Kind und ggf. die Begleitperson/Erziehungsberechtigten über Ihre geplanten Tätigkeiten. Nehmen Sie die Anliegen ernst und gehen Sie altersgerecht auf das Kind ein.
- Achten Sie auf die Sicherheit des Kindes. Ist z. B. das Bettgitter hochgestellt? Befinden sich gefährliche Gegenstände außerhalb der Reichweite?
- Dokumentieren Sie Ihre Pflegehandlungen und Ihre Beobachtungen zeitnah und präzise. Auffälligkeiten müssen umgehend weitergeleitet werden.
- Achten Sie beim Verlassen des Patientenzimmers auf den Zustand des Kindes/Jugendlichen. Erkundigen Sie sich nach seinem Befinden und sorgen Sie für eine angenehme Position. Bringen Sie zentrale Gegenstände, z. B. Patientenglocke, Telefon, Getränk, in Reichweite des Patienten.
- Nehmen Sie sich ausreichend Zeit für den Aufbau einer pflegerischen Beziehung zum Kind und seinen Angehörigen.

Fehler gefunden?

An unsere Inhalte haben wir sehr hohe Ansprüche. Trotz aller Sorgfalt kann es jedoch passieren, dass sich ein Fehler einschleicht oder fachlich-inhaltliche Aktualisierungen notwendig geworden sind.

Sobald ein relevanter Fehler entdeckt wird, stellen wir eine Korrektur zur Verfügung. Mit diesem QR-Code gelingt der schnelle Zugriff.

https://else4.de/9783437252556

Wir sind dankbar für jeden Hinweis, der uns hilft, dieses Werk zu verbessern. Bitte richten Sie Ihre Anregungen, Lob und Kritik an folgende E-Mail-Adresse: kundendienst@elsevier.com

A.	Arteria
Abb.	Abbildung
AO	ärztliche Anordnung
BB	Blutbild
BGA	Blutgasanalyse
BMI	Body-Mass-Index
BZ	Blutzucker
CF	zystische Fibrose
CRP	C-reaktives Protein
dl	Deziliter
DK	Dauerkatheter
evtl.	eventuell
FG	Frühgeborene(s)
ggf.	gegebenenfalls
i. a.	intraarteriell
i. c.	intrakutan
i. d. R.	in der Regel
i. m.	intramuskulär
i. o.	intraossär
i. v.	intravenös
Kd.	Kind(er)
KE	Kohlenhydrateinheit
kg	Kilogramm
KG	Körpergewicht
KK	Kleinkind
KL	Körperlänge
KUSS	kindliche Unbehagens- und Schmerzskala
l	Liter
MAD	mittlerer arterieller Druck
max.	maximal(e)
mg	Milligramm
Min.	Minute(n)
ml	Milliliter
mmHg	Millimeter Quecksilbersäule
mmol	Millimol
MTPS	medizinische Thrombose-Prophylaxe-Strümpfe
NG	Neugeborene(s)
o. Ä.	oder Ähnliches
OP	Operation
PEG	perkutane endoskopische Gastrostomie
RR	Riva-Rocci (Blutdruck)
s. c.	subkutan
SEA	Spritz-Ess-Abstand
Sgl.	Säugling
SIDS	Sudden Infant Death Syndrome
Std.	Stunde(n)
Tab.	Tabelle
Tbl.	Tablette(n)
tgl.	täglich
VAS	visuelle Analogskala
v. a.	vor allem
VRS	verbale Rating-Skala
z. T.	zum Teil
ZNS	zentrales Nervensystem

Der Verweis auf die jeweilige Abbildungsquelle befindet sich bei allen Abbildungen im Werk am Ende des Legendentextes in eckigen Klammern. Alle nicht besonders gekennzeichneten Grafiken und Abbildungen © Elsevier GmbH, München.

F781-041	Van de Voorde, P.; Turner, M.N.; Djakow, J. et al. Lebensrettende Maßnahmen bei Kindern („Paediatric Life Support, PLS"). Leitlinien des European Resuscitation Council 2021 Notfall Rettungsmed (2021) www.springermedizin.de/link/10.1007/s10049-021-00887-9
G627	Silvestri L. A. Saunders Comprehensive Review for the NCLEX-RN Examination. 5. A. St. Louis: Elsevier Saunders, 2010.
K115	Andreas Walle, Hamburg
L138	Martha Kosthorst, Borken
L143	Heike Hübner, Berlin
L157	Susanne Adler, Lübeck
L231	Stefan Dangl, München
L264	Claudia Flüss, München
R394	Kretz F.-J. Das Kinder Notfall Intensiv Buch. 3. A. München, Elsevier/ Urban & Fischer, 2010
R396	Cohen B. A. Pädiatrische Dermatologie: Lehrbuch und Atlas. 2. A. München: Elsevier/Urban & Fischer, 2007.
U355	Trudell Medical International
V067	Pari GmbH, Starnberg

Abbildungsnachweis

Material

- Absauggerät (–0,2 bar), bei FG –0,18 bar, Schulkind –0,4 bar
- Absaugschlauch
- Zwischenstück mit Fingertip
- 1–2 Absaugkatheter in altersentsprechenden Größen
- Ggf. Mundkeil bei kognitiven Einschränkungen
- Spüllösung (Aqua dest.): 0,1–0,2 ml Spülflüssigkeit pro kg KG
- Steriler Handschuh (durchführende Hand)
- Unsteriler Handschuh zum Selbstschutz
- Gleitmittel, z. B. Xylocain® Gel
- Schutzkleidung, Mundschutz
- Abwurfschale

Oral/nasal absaugen

- Kd. altersgerecht informieren, ggf. Zeichen vereinbaren, z. B. Hand heben, wenn Absaugvorgang abgebrochen werden soll
- Evtl. Patient zur Sekretlösung inhalieren lassen
- Hände desinfizieren; streng aseptisch vorgehen
- Oberkörper hochlagern oder Seitenlage
- Gleitmittel auf Katheter und Nasenloch auftragen
- Sogstärke einstellen
- Katheter auf Zwischenstück zunächst in der Hülle belassen
- Hände desinfizieren, Handschuhe anziehen, Katheter steril entnehmen
- Absaugkatheter ohne Sog einführen
- Kd. kontinuierlich beobachten: Puls, Atmung, Hautkolorit; Monitoring und Pulsoxymetrie laut stellen
- Katheter unter Sog und leicht drehend zügig zurückziehen
- Erst oral, dann nasal absaugen, für neuen Vorgang neuen Katheter
- Sekret beobachten: Menge, Konsistenz, Farbe

- Katheter in den Handschuh hineinziehen und entsorgen
- Absaugschlauch mit Spüllösung durchspülen
- Hände desinfizieren
- Mund und Nase pflegen

Zusätzliches Material für endotracheales Absaugen

- NaCl 0,9 % um Trachealsekret zu verflüssigen
- Silikonspray um Absaugkatheter zu befeuchten
- Schutzbrille zum Eigenschutz: ggf. infektiöse Aerosole

Endotracheal absaugen

- Kd. und Eltern informieren
- Sterile Arbeitsweise beachten
- Pro Absaugvorgang neuen sterilen Katheter verwenden
- Durchmesser Absaugkatheter: max. ⅔ des Tubusinnendurchmessers
- Vorher und nachher Cuffdruck prüfen
- Sterilen Handschuh anziehen
- Absaugkatheter in Tubus einführen
- Ggf. Katheter durch zweite Pflegende mit NaCl 0,9 % anspülen
- Katheter einführen, mit der anderen Hand Tubus fixieren
- Katheter zügig, leicht drehend nach max. 10 Sekunden entfernen
- Bei Abfallen der Herzfrequenz oder Sauerstoffsättigung Vorgang beenden (→ Tab. 1.1)
- Nach Absaugvorgang Tubus mit Beatmungsgerät verbinden

Komplikation	Prävention	Sofortmaßnahmen
Bradykardie, Herzrhythmusstörung durch Vagusreiz	Katheter vorsichtig einführen	Vorgang abbrechen; Notfallmanagement: Arzt informieren
Zyanose, Sauerstoffmangel	max. Dauer des Absaugens 15 Sekunden	Vorgang abbrechen; Arzt informieren; nach AO O_2-Gabe
Verletzung der Schleimhaut	Katheter vorsichtig einführen; Kathetergröße anpassen; Sog kontrollieren; Gleitmittel benutzen	Vorgang sofort abbrechen; Arzt informieren
Erbrechen → Aspirationsgefahr	vor der Mahlzeit absaugen	Vorgang abbrechen; stabile Seitenlage oder Oberkörper hochlagern; Patient begleiten
Infektion der Atemwege	aseptisch arbeiten; vor Absaugen Mund-/Nasenpflege	Arzt informieren; Temperatur kontrollieren

Tab. 1.1 Komplikationen und Handlungsanweisungen beim Absaugen

MERKE

- Kind während Absaugvorgang beobachten:
  - Hautkolorit
  - Sauerstoffsättigung
  - Blutdruck
  - Hustenreiz
- Abgesaugtes Sekret beurteilen:
  - Menge
  - Aussehen
  - Konsistenz
  - Geruch

Dreisatz

Dosierung (→ Abb. 2.1) von Arzneimitteln (→ Tab. 2.1) entsprechend KG ermitteln

Beziehung zwischen a und b bekannt, gesucht wird x in gleicher Beziehung zu c.

a	b
c	x

$$\frac{b}{a} = \frac{x}{c} \quad x = \frac{b \times c}{a}$$

Beispiel: 3 × tgl. 150 mg Cefuroxim i.v.; 1 Ampulle Cefuroxim = 1.500 mg, wird in 15 ml Aqua dest. aufgelöst.

Wieviel ml des aufgelösten Medikaments werden benötigt?

a 1.500 mg	b 15 ml
c 150 mg	X

$$\frac{15\ \text{ml}}{1.500\ \text{mg}} = \frac{x}{150\ \text{mg}} \quad x = \frac{15\ \text{ml} \times 150\ \text{mg}}{1.500\ \text{mg}} = 1{,}5\ \text{ml}$$

Es werden 1,5 ml des aufgelösten Medikaments verabreicht.

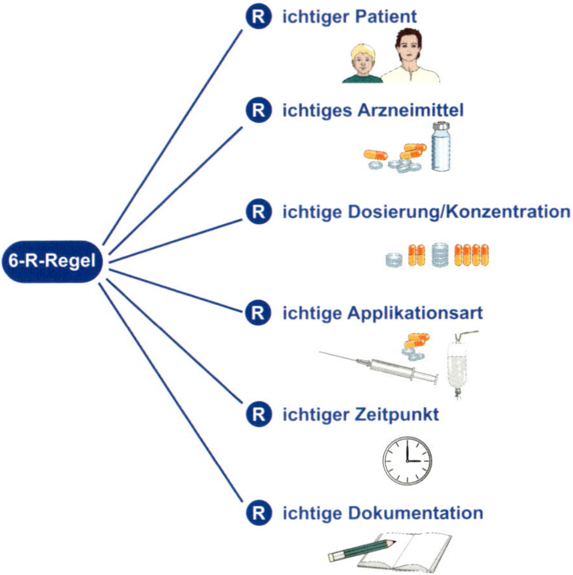

Abb. 2.1 6-R-Regel [L157]

Im Rahmen der qualitätsgesicherten Medikamentengabe wird teilweise auch die 10-R-Regel herangezogen. Diese ergänzt die nachfolgenden Punkte: Richtige Aufbewahrung, richtige Anwendungsdauer, richtiges Risikomanagement (Allergien, Wechselwirkungen) sowie die richtige Entsorgung der Medikation.

Applikationsform	Definition	Wirkungseintritt
oral/per os	über den Mund, z. B. Tbl., Kapseln, Tropfen, Saft	20–30 Min. (Tbl./Kapseln/Hinweise) 5–10 Min. (Tropfen) 10–15 Min. (Saft) Ggf. Mörsern/Auflösen der Tbl. mit Wasser möglich (Resorption + Herstellerangaben beachten!) Medikament nicht in Trinknahrung/-flasche geben!
sublingual	unter die Zunge, z. B. Sublingualspray, Zerbeißkapseln	Sekunden
pulmonal	in tiefere Atemwege, z. B. Inhalate, Bronchialspray	Sekunden
subkutan (s. c.)	unter die Haut (Unterhautfettgewebe)	20–30 Min.
kutan	auf die Haut, z. B. Salben, Cremes	Stunden; Teilwirkung wie Kühlung sofort
intrakutan (i. c.)	in die Haut (Lederhaut)	Min. bis Stunden
intraarteriell (i. a.)	in die Arterie	Sekunden
intravenös (i. v.)	in die Vene	Sekunden
intrakardial	ins Herz	Sekunden
intrathekal	in den Liquorraum innerhalb der Dura mater	Sekunden
intramuskulär (i. m.)	in den Muskel	15–20 Min.
intraossär	in das Knochenmark	< 1 Min.
rektal	in den Mastdarm (Rektum), z. B. Zäpfchen, Einlauf	10–15 Min. Schleimhautläsionen vermeiden, z. B. durch Vaseline oder Gleitmittel

Tab. 2.1 Applikationsformen und Wirkungseintritt von Arzneimitteln

Einziehungen

- **Juguläre** (→ Abb. 3.1): im Bereich des Halses
- **Klavikuläre:** im Bereich des Schlüsselbeins
- **Interkostale:** in den Zwischenrippenräumen
- **(Supra)sternale:** im Bereich des Brustbeins/darüber
- **Epigastrische/substernale:** Magen- bzw. Oberbauchgegend

BEACHTE

- „Nasenflügeln" beim Sgl. zeigt Atemnot an (→ Tab. 3.2)
- Sgl. atmen fast ausschließlich über die Nase → unbehinderte Nasenatmung besonders wichtig

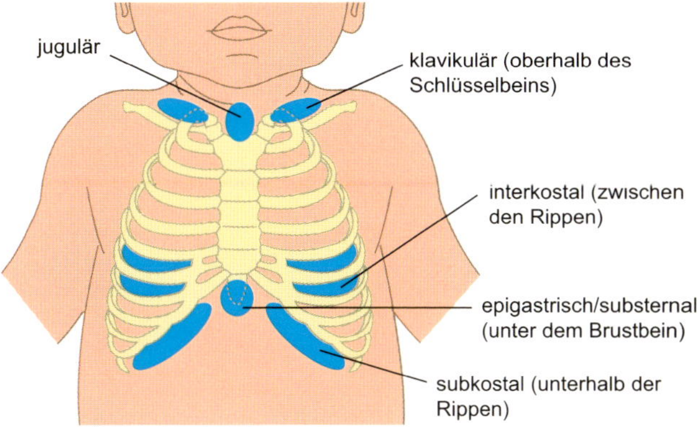

Abb. 3.1 Einziehungen beim Kind [G627, L138]

Alter	Atemzüge pro Minute
Frühgeborenes	48–60
Neugeborenes	40–50
Säugling	20–30
Kleinkind	16–25
Schulkind/Jugendliche/Erwachsene	12–20

Tab. 3.1 Physiologische Atmungsfrequenz in Abhängigkeit vom Alter

Beobachtung	Mögliche Ursachen	Pflegerische Maßnahmen
Apnoe (Atempause bzw. -stillstand über 20 Sekunden)	• Bradypnoe • Pertussis • Unreifes Atemzentrum • Schädigung des Atemzentrums, z. B. bei Vergiftung, Lähmung • Muskelrelaxation, z. B. bei Narkose • Aspiration • Herz-Kreislauf-Stillstand	• Arzt informieren • Ruhe bewahren und vermitteln • Bei FG/NG ggf. Fuß/Hand stimulieren • Sauerstoffzufuhr* • Reanimation beginnen
Bradypnoe (verlangsamte Atmung, vgl. → Tab. 3.1)	• Zentrale Regulationsstörung • Schädigung des ZNS • Schädel-Hirn-Trauma • Vergiftung • Verlegung der Atemwege • Lähmung des Atemzentrums-/Atemmuskulatur • Unreife bei FG	• Arzt informieren • Kd. ansprechen, Atmung anleiten • Bettruhe • Überwachung

Tab. 3.2 Pathologische Atmung und mögliche Ursachen

Beobachtung	Mögliche Ursachen	Pflegerische Maßnahmen
Dyspnoe (erschwerte Atmung)	• Atemwegserkrankungen, z. B. obstruktive Bronchitis, Asthma bronchiale, Pneumonie (→ Tab. 23.1), CF, Pneumothorax • Fremdkörperaspiration • Thoraxdeformitäten bei ausgeprägter Skoliose/Trichterbrust • Neuromuskuläre Erkrankungen, die die Atemmuskulatur betreffen • Störungen des Atemzentrums, z. B. bei Enzephalitis, Hirntumor • Herzerkrankungen, z. B. angeborene Herzfehler • Anämie	• Ruhig handeln • Kd. und Eltern beruhigen, nicht allein lassen • Oberkörper hochlagern • Atemerleichternde Körperhaltung, z. B. Kutschersitz, Torwartstellung, Hängebauchlage • Enge Kleidung öffnen • Frischluftzufuhr • Vitalzeichenkontrolle • Bedarfsmedikation verabreichen • O_2-Sättigung messen, ggf. Sauerstoff verabreichen* (**Achtung:** kardiale Vorerkrankung)
Tachypnoe (beschleunigte Atmung, vgl. → Tab. 3.1)	• Schmerzen • Fieber • Herzerkrankungen • Lungenerkrankungen • Anämie • Atemnotsyndrom • Atemwegserkrankungen • Psychisch bedingte Hyperventilation	• Arzt informieren • Für Ruhe sorgen • Sauerstoffgabe*

Tab. 3.2 Pathologische Atmung und mögliche Ursachen *(Forts.)*
* Nur im Notfall darf Sauerstoff ohne AO verabreicht werden.

Husten

Husten (→ Tab. 3.3, → Tab. 3.4) ist bei Kd. ein häufiges Symptom.
Symptomatische Behandlung: anti- oder protussive Therapie
Behandlung der Grunderkrankung, z. B. Antibiose

BEACHTE
Husten kann bei älteren Kd. als Angewohnheit/Tic auftreten.

Hustenart	Erkrankung
rasch aufeinanderfolgender Husten (stakkatoartig)	Pertussis, CF, Bronchiolitis
bellend, heiser	Krupp, Laryngitis
trockener Reizhusten	Laryngotracheitis
produktiv (mit Auswurf)	Bronchitis, Pneumonie (→ Tab. 23.1), CF
nächtlicher Husten	Asthma bronchiale
bitonaler Husten (zweitönig, tiefer und höherer Ton)	Kompression der großen Bronchien, (Lymphome, Hilus-Tuberkulose), Pseudokrupp, Fremdkörperaspiration
Husten mit Stridor	Krupp Giemen: ggf. obstruktive Atemwegserkrankungen, Asthma bronchiale

Tab. 3.3 Hustenarten

Auftreten des Hustens	Symptome/ Begleitumstände	Verdachtsdiagnose
rezidivierend	erhöhte Exposition	rezidivierende Atemwegsinfektionen, chronisch infizierte Adenoide, Sinubronchitis
chronisch rezidivierend	saisonal, reiz-/ auslöserbezogen	allergische Rhinitis, Asthma bronchiale, hyperreagibles Bronchialsystem
chronisch	Grunderkrankung	CF, Lungentuberkulose, Rauchen (auch passiv), Postnasal-Drip-Syndrom, Asthma bronchiale, Bronchiektasen

Tab. 3.4 Differenzialdiagnosen des Hustens

Allgemeine Maßnahmen bei Husten

- Patient beruhigen
- Zwischenmenschlichen Kontakt aufbauen
- Beruhigende Worte sprechen
- Zugewandt und professionell auftreten, um Angst bei Husten/Luftnot zu reduzieren

Des Weiteren können helfen:

- Inhalation nach Anordnung
- Patienten beim Einnehmen einer angenehmen/ atemerleichternden Position unterstützen
- Frischluftzufuhr
- Sauerstoffgabe nach Anordnung
- Angst erkennen und entsprechend reagieren

Inhalation

Grundlagen der Inhalation

- Medikament gelangt direkt in die Atemwege
- Weniger systemische Nebenwirkungen
- Korrekte Anwendung ist entscheidend

Inhalationssysteme

- Dosieraerosol (mit Spacer/mit Maske)
- Sprühvernebler
- Elektrischer Vernebler
- Pulverinhalatoren

Inhalation bei Säuglingen und Kleinkindern

Erfolgt meist mit Dosieraerosol mit Spacer und Maske

Anwendung Dosieraerosol mit Spacer

- Dosieraerosol schütteln und Deckel abnehmen (→ Abb. 3.2)
- Dosieraerosol auf Spacer stecken
- 1 Sprühstoß (Hub) in den Spacer sprühen
- Spacer mit Lippen umschließen und Zähne auf das Mundstück
- Innerhalb von 3 Sekunden langsam einatmen und Spacer aus dem Mund nehmen (bei Sgl./KK 3- bis 5-mal langsam ein- und ausatmen, ohne Mundstück aus dem Mund zu nehmen)
- Luft anhalten, bis 5 zählen
- Ggf. Vorgang für den zweiten Hub wiederholen

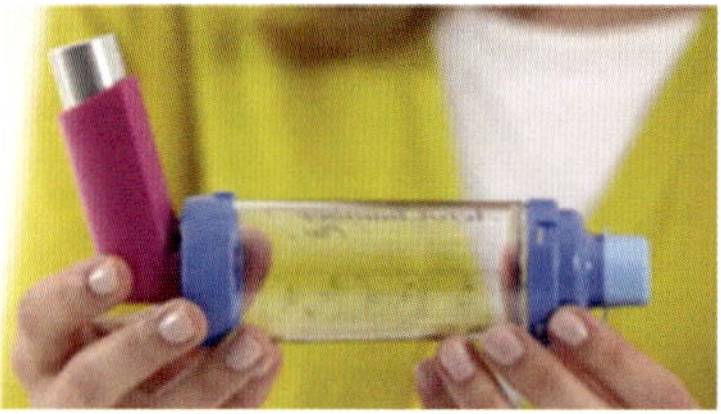

Abb. 3.2 Dosieraerosol mit Spacer [U255]

Anwendung Dosieraerosol mit Maske

- Maske vollständig auf Gesicht aufsetzen (Mund und Nase bedeckt; → Abb. 3.3)
- Mund des Kindes leicht geöffnet

- Je nach Alter 5–10 Atemzüge pro Hub
- Anschließend Mund ausspülen oder trinken lassen v. a. bei Kortisonpräparaten
- Maske von innen reinigen

MERKE

- Gefahr von Mundsoor bei Kortisonpräparaten
- Zahnpflege bzw. Mund ausspülen/Patient etwas trinken lassen
- Nach Inhalation mittels Vernebler Gesicht des Kindes abwaschen

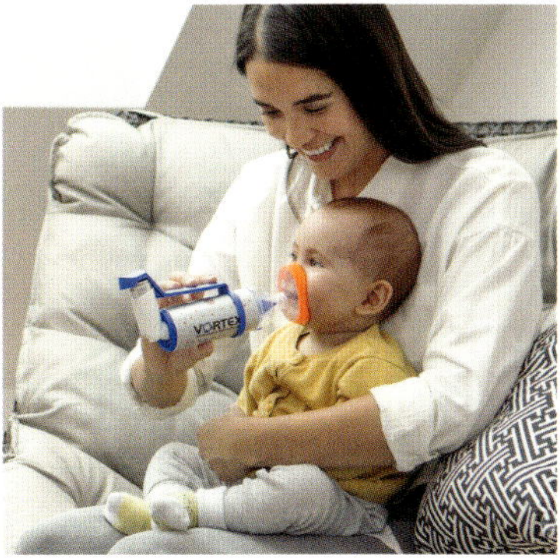

Abb. 3.3 Dosieraerosol mit Maske [V067]

Atemerleichternde Maßnahmen bei Kindern

Kinder müssen bei Maßnahmen zur Atemunterstützung, Sekretentleerung und Inhalation altersentsprechend unterstützt/begleitet werden.

Lagerung

- Hochlagerung des Oberkörpers zur besseren Belüftung der Lungenanteile
- Weitere Lagerungen wie z. B. V-A-T-I-Lagerungen (Kontraindikationen beachten)
- Atemerleichternde Körperstellungen, die den Thorax weit stellen (→ Abb. 3.4)

Atemstimulierende Maßnahmen

- Kontaktatmung (Händedruck Brust/Bauch)
- Atemstimulierende Einreibungen (**Cave:** keine ätherischen Öle verwenden!)

- Kindgerechte Atemübungen, z. B. Watte pusten, Seifenblasen, Luftballon aufblasen
- Atemtechniken wie z. B. Lippenbremse

Inhalation
- Kochsalzlösung oder Medikamente (nach AO)
- Befeuchtet und löst Sekrete

Sekret lösende Maßnahmen
- Klopfmassage, Vibration, Atem-/Physiotherapie
- Brustwickel
- Flüssigkeitszufuhr zur Sekretverflüssigung
- Luftfeuchtigkeit im Raum erhöhen, v. a. bei Heizungsluft (Stoßlüften, feuchte Tücher in Bettnähe aufhängen)

Sekretentleerung
- Abhusten unterstützen (z. B. Kind aufsetzen/nach vorn beugen lassen, mit flacher Hand Gegendruck auf OP-Wunde ausüben)
- Ggf. absaugen

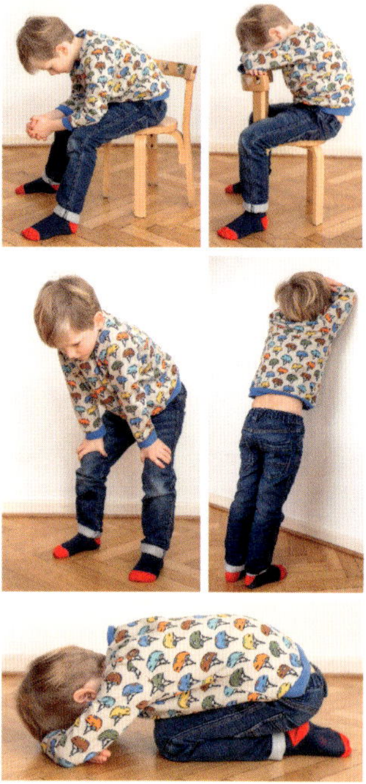

Abb. 3.4 Atemerleichternde Körperhaltungen [K115]

VORSICHT

Wichtige Anzeichen von Atemnot erkennen:
Unruhe, Stridor, Einziehungen, Nasenflügeln bei Säuglingen, Zyanose

Urin

Beobachtungskriterien Urin

- Menge und Anzahl Miktionen
- Qualität: Farbe/Aussehen (→ Tab. 4.1), Geruch, mit/ohne Schaum
- Beimengungen/Trübung
- Veränderung des Harnstrahls: häufiger Harndrang, häufige Entleerung, verzögerter Harnstrahl o. Ä.

Physiologische Urinwerte

- Urinmenge abhängig von Trinkmenge
- Sgl.: 15–30 ml/Entleerung; ca. 4 ml/kg KG/Std.
- KK: 40–100 ml/Entleerung
- Jugendliche: 200–400 ml/Entleerung, 500–2.000 ml/24 Std.
- Farbe: hell- bis dunkelgelb
- Miktion: schmerzlos, im Strahl

MERKE

Bei auffälligem Urinbefund (→ Tab. 4.2): Arzt informieren!

Methoden der Uringewinnung

Art der Uringewinnung beim Kd. hängt von Alter und Compliance ab.

- Urinbeutel (→ Tab. 4.3)
- Transurethraler Katheter
- Suprapubische Blasenpunktion (durch Arzt)

Uringewinnung mit Urinbeutel

- **Vorbereitung:** Urinbeutel; Handschuhe; sterile Kompressen; Schleimhautdesinfektionsmittel, z. B. Octenisept®; Pipetten; Urinröhrchen; Laboranforderung; Etiketten; Abwurfschale
- **Durchführung:** Verunreinigungen/Salbenreste entfernen; Genitale reinigen (in Schleimhautdesinfektionsmittel getränkte sterile Kompressen), pro Wischvorgang neue Kompresse; Einwirkzeit beachten

Beobachtungs-kriterien	Physiologischer Befund	Physiologische Veränderungen und Ursachen
Farbe	hellgelb	• **Hellgelb:** hohe Flüssigkeitszufuhr • **Dunkelgelb:** geringe Flüssigkeitsaufnahme • **Rötlicher Niederschlag:** bei Sgl. durch Urate, rötlicher Hof in der Windel (Ziegelmehlsediment) • **Leuchtend gelb:** erhöhte Aufnahme Vitamin B
Durchsichtigkeit	klar	leichte Trübung: konzentrierter oder saurer Urin durch längeres Stehen
Reaktionen (Wasserstoffionenkonzentration = pH)	pH-Wert 5–6	• **pH alkalisch 7–8,** bei pflanzlicher Kost (geringere Gefahr von Harnsteinen) • **pH sauer $<$ 7:** bei eiweißreicher Kost (seltener Harnwegsinfekte)
spezifisches Gewicht	1.010–1.025	• Hängt von der Flüssigkeitsaufnahme ab • Im Säuglingsalter niedriger als im Schulalter (Nieren noch unreifer)
Geruch	unauffällig, nicht unangenehm	• Stechender, scharfer Geruch nach Ammoniak: langes Stehen oder Infektion • Veränderungen durch Nahrungsmittel

Tab. 4.1 Physiologische Veränderungen des Urins

Beobachtungskriterien	Pathologische Veränderungen und Ursachen
Farbe	• **Gelbbraun,** z. B. durch Bilirubin bei Hyperbilirubinämie, Hepatitis • **Fleischwasserfarben bis rot,** z. B. Blut bei Harnwegsinfekt, Harnsteine • **Sichtbares Blut** (Makrohämaturie, 5 ml Blut/l Urin) • **Mikrohämaturie:** Blut mittels Mikroskop oder Teststreifen nachweisbar • **Blassgelb bis wasserhell:** Diabetes mellitus/insipidus, Niereninsuffizienz
Durchsichtigkeit	**trüb/undurchsichtig:** Eiweiß (Proteinurie), Eiter (Pyurie) bei massiver Harnwegsinfektion
Reaktion (Wasserstoffionenkonzentration = pH)	**saurer Urin,** z. B. bei Fieber, diabetischer Azidose, Tumorzerfall, zytostatische oder Strahlentherapie
Geruch	• **Unangenehmer Geruch:** bakterielle Harnwegsinfektion • **Obstkellergeruch:** diabetisches Koma durch Azeton im Urin (Ketonurie)

Tab. 4.2 Pathologische Veränderungen des Urins

MERKE

- Mädchen mit Verdacht auf Harnwegsinfekt: Katheterisierung vorbereiten
- Kathetergröße je nach Alter, bei Sgl. ggf. Magensonde verwenden

Vorgehen bei Mädchen	Vorgehen bei Jungen
• Von der Symphyse zum Anus hin reinigen, vor allem zwischen den kleinen Labien • Beutel auf die großen trockenen Labien kleben • Ende des Beutels muss zum Gesäß zeigen • Windel locker anlegen	• Reinigung der Penishaut; physiologische Phimose bis zum 2. Lebensjahr beachten, Vorhaut nicht zurückziehen • Penis befindet sich im Beutel, hintere Kante des Beutels auf der Peniswurzel • Beutel auf Skrotum und Bauchhaut kleben

Tab. 4.3 Urinbeutel anbringen

Stuhlausscheidung

MERKE

- Auskultation des Abdomens gibt Aufschluss über die Darmtätigkeit.
- Bei FG/NG ist die Beobachtung des Abdomens sehr wichtig. Bei geblähtem, ausladendem Bauch oder vermehrter Venenzeichnung: Arzt informieren!

- Festen Stuhl mittig mit Probenlöffel entnehmen, etwa bohnengroß
- Flüssige Stuhlprobe: etwa 3 ml, besonders auffällige Anteile, z. B. Beimengungen

Stuhlgang des Säuglings

- Normwerte abhängig von Ernährung, Alter, Gewohnheiten (→ Tab. 4.4)
- Mekonium (1.–2. Lebenstag): erster Stuhlgang zäh-klebrig, geruchlos, grün-schwarz, besteht aus eingedickter Galle, Lanugohaaren, Darmepithelien

Beurteilungskriterien	Veränderungen	Mögliche Ursachen
Häufigkeit	erhöht = Diarrhö	Gastroenteritis, paradoxe Diarrhö bei Obstipation
	verringert = Obstipation	Ileus, funktionelle Obstipation
	kein Stuhlabgang	Ileus
Menge	große Menge	Maldigestion
	geringe Menge	hypertrophe Pylorusstenose
Geruch	faulig, säuerlich	Verdauungsstörungen der Eiweiß- oder Kohlenhydratverdauung
Farbe	grau-lehmfarben	Gallengangsatresie, Hepatitis
	schwarz (Teerstuhl)	Blutung im oberen Verdauungstrakt
Konsistenz (geformt, breiig, zerhackt, flüssig)	sehr fest (Kotsteine)	psychosomatischer Kotverhalt
	voluminös-salbenartig-glänzend (Fettstuhl)	Störung der Fettverdauung
Beimengungen	unverdaute Nahrungsreste	Darminfektion, Verdauungsstörungen wie Maldigestion und Malabsorption
	blutig-schleimig, eitrig	Morbus Crohn, Colitis ulcerosa
	Blut (hell oder schwarz)	Hämorrhoiden, Darmblutungen (je dunkler der Stuhl, desto höher die Blutung im Magen-Darm-Trakt)
	Parasiten (Spulwürmer)	Infektion durch verunreinigte Nahrungsmittel

Tab. 4.4 Beobachtungskriterien des Stuhlgangs

Farbabweichung	Ursache
leuchtend hellgrün	chlorophyllhaltige Nahrung der Mutter, z. B. Salat, Spinat
gelbgrün	Oxidation nach längerem Verbleib in der Windel
gelbweißlich	nur teilweise verdaute Muttermilch durch zu schnelle Verdauung, z. B. bei Kaffeegenuss der Mutter, Darmstörung des Sgl. nach Medikamenteneinnahme
dunkel, schwärzlich gefärbt	Eisensubstitution bei Mutter oder Kd.
dunkelgrün, flüssig	Fototherapie bei Hyperbilirubinämie

Tab. 4.5 Physiologische Farbabweichungen des Säuglingsstuhls

- Übergangsstuhl (ca. 2.–4. Lebenstag): Übergang zwischen Mekonium und späterem Muttermilchstuhl / Stuhlgang bei Formulanahrung grünlich-bräunlich, weicher
- Muttermilch-/Formulastuhl: goldgelb, weich bis flüssig, Farbabweichungen (→ Tab. 4.5)

Übelkeit/Erbrechen

Übelkeit (Nausea) und Erbrechen (Vomitus) bei Kd. meist aufgrund Infektionen des Verdauungsapparats oder anderer Organe (→ Tab. 4.6).

VORSICHT

Lang andauerndes Erbrechen: Gefahr des Flüssigkeitsverlusts mit Elektrolytverschiebung, Exsikkose/Dehydratation! Sgl. und KK besonders gefährdet!

Alter	Symptome/Begleitumstände	Verdachtsdiagnose
Säuglinge	schlaffes, atonisches „Spucken"	Kardiainsuffizienz/physiologischer Reflux
	zu große Trinkmenge, fehlende Pausen, nicht altersadäquate Kost	Fehler bei der Nahrungsverabreichung
	hastiges Trinkverhalten, häufig ohne Pausen, fehlendes Aufstoßen	Luftschlucken
	ängstliche, besorgte, unruhige Mutter, „nervöses" Kd.	habituelles Erbrechen
	Hochwürgen und Wiederkäuen	Rumination
	schwallartig im „hohen" Bogen, Beginn um 3. Lebenswoche	Pylorushypertrophie
	galliges Erbrechen, einhergehend mit Bauchkolik, Stuhlverhalt, Abgang rektalen blutigen Schleims, Blut am Fingerling	Malrotation des Dünndarms, Invagination, Volvulus
Klein- und Schulkind	Brechattacken, fruchtiger Geruch	azetonämisches Erbrechen
	wiederkehrendes Erbrechen über 1–3 Tage mit Fotophobie und Geräuschempfindlichkeit	abdominelle Migräne
	Erbrechen im nüchternen Zustand	zerebrale Raumforderung, Hirndruck

Tab. 4.6 Differenzialdiagnose Erbrechen vom Säuglings- bis Schulkindalter

Ein Mensch, der üblicherweise kognitiv nicht eingeschränkt ist, kann bei vollem Bewusstsein im wachen Zustand seinem Alter entsprechend auf äußere Reize reagieren.

Bewusstseinskontrolle beim Kind

- **Ansprechen:** ruhig, entwicklungsentsprechend fragen, ggf. Eltern einbeziehen.
- **Bewegungen** ausführen lassen: Arme heben, Gegenstand greifen, Augen öffnen/schließen.
- **Reaktion** auf stärkere **Reize:** akustische und sensorische Reize wie Kälte- oder Schmerz.
- **Reflexe** prüfen: meist ärztliche Aufgabe; Pflegende beobachten Reflexe, z. B. Schluck-, Saug-, Hustenreflex.
- **Pupillenkontrolle:** Reaktion, Weite, Form, Position, Seitendifferenz; physiologisch: prompte Verengung bei Lichteinfall.

Pathologische Bewusstseinsstadien

- **Benommenheit:** Bewusstsein klar; Vigilanz herabgesetzt; Aufmerksamkeit herabgesetzt; verlangsamt
- **Somnolenz:** schläfrig, aber weckbar; Aufmerksamkeit herabgesetzt; verlangsamt; gezielte Abwehrbewegungen bei Schmerz
- **Sopor:** nur mit Schmerzreiz weckbar; keine spontane Aktion; Versuch der Orientierung bei Ansprache; geordnete Abwehrbewegungen auf Schmerzreize
- **Koma:** tiefe Bewusstlosigkeit; keine Reaktion auf Ansprache; nur einzelne ungeordnete oder keine Abwehrbewegungen auf Schmerzreize

Material

- Anforderungsscheine
- Korrekt beschriftete Blutröhrchen (Patientenetikett)
- Abstellgefäß für Blutröhrchen
- Einmalhandschuhe
- Stauschlauch (venöse Entnahme)
- Tupfer, Hautdesinfektionsmittel, Pflaster
- Stechhilfe/Lanzette (kapillare Entnahme)
- Kanüle, ggf. Adapter für Blutröhrchen (venöse Entnahme)
- Kanülenabwurf (auch für Lanzetten)
- Abwurfschale

Vorbereitung

- Kd. und Eltern informieren
- Ggf. Zeitpunkt und Nüchternheit beachten
- Evtl. anästhesierende Salbe vor der Entnahme auf Punktionsstelle auftragen (venöse Entnahme)
- Größere Kd. dürfen Finger auswählen (kapillare Entnahme)
- Hände desinfizieren
- Handschuhe anziehen

Durchführung kapillare Blutentnahme

- Eltern einbeziehen, z. B. Ablenken, Hand halten
- Punktionsstelle (→ Abb. 6.1) desinfizieren
- Einstich mithilfe der Stechhilfe/Lanzette
  - Bei FG, NG und Sgl. bevorzugt aus der Fersenkante
  - Bei größeren Kd. seitliche Fingerkuppe des Ring-/Mittelfingers
- Ersten Blutstropfen mit Tupfer abwischen

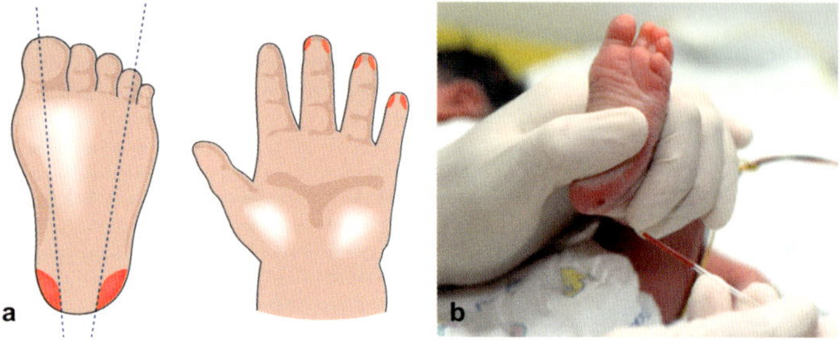

Abb. 6.1 Punktionsstelle a) am Fuß und an der Hand [L157], b) an der Ferse [K115]

- Blut mit Röhrchen auffangen, nicht quetschen; bei Blutgasanalyse keine Luft einschließen
- Einstichstelle komprimieren, Pflaster kleben

Durchführung venöse Blutentnahme

- Eltern einbeziehen, z. B. Ablenken, Hand halten
- Arzt Material anreichen, Kd. fixieren/halten (→ Abb. 6.2)
- Oberhalb der Punktionsstelle stauen

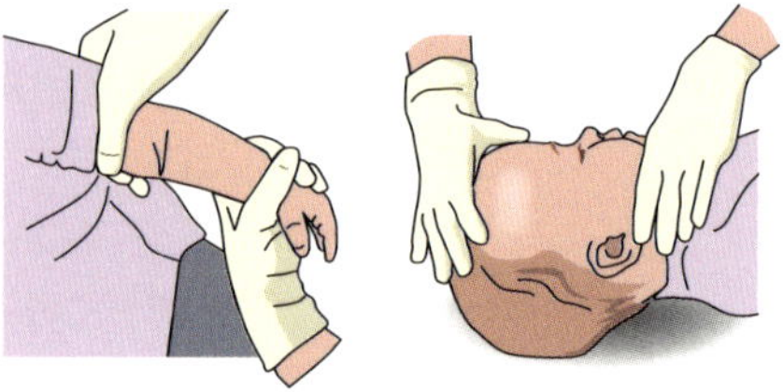

Abb. 6.2 Lagerung zur Punktion der Arm-/Kopfvene [L157]

- Vor Entfernen der Kanüle Stauschlauch öffnen
- Einstichstelle mit Tupfer komprimieren, Pflaster kleben

Nachbereitung

- Kd. trösten und loben, ggf. Belohnung
- Nachblutung kontrollieren
- Blutproben an Labor leiten
- Dokumentieren
- Material entsorgen

MERKE

Maßnahmen zur Schmerzreduktion bei der Blutentnahme

- Bei Säuglingen:
  - Glukoselösung oral verabreichen, regt endogenes Opioidsystem an – natürliche Analgesie! Etwa 2 Minuten vor der Blutentnahme
  - Beruhigungssauger anbieten
  - Zum Stillen anlegen
- Ältere Kinder: lokalanästhesierende Cremes
  - Nach Anordnung, ggf. Arzt ansprechen
  - Einwirkzeit des Produkts nach Herstellerangaben beachten

VORSICHT

- Bei Bewusstlosigkeit unklarer Ursache immer BZ messen! (→ Tab. 7.1)
- Stets von Hypoglykämie ausgehen (→ Tab. 7.2)
- Ohne aktuellen BZ-Wert nie Insulin, sondern Glukose verabreichen, Wirkung abwarten

Bewertung	Physiologisch	Pathologische Glukosetoleranz	Diabetes mellitus
nüchtern	< 110 mg/dl (< 6,1 mmol/l)	110–125 mg/dl (6,1–6,9 mmol/l)	≥ 126 mg/dl (> 7 mmol/l)
nach der Mahlzeit	< 140 mg/dl (< 7,8 mmol/l)	140–199 mg/dl (7,8–11,0 mmol/l)	≥ 200 mg/dl (> 11,1 mmol/l)

Tab. 7.1 Physiologische und pathologische BZ-Werte

	Hypoglykämie	Hyperglykämie
Ursachen	• Zu wenig Nahrung • Starke körperliche Belastung • Zu hohe Insulinmenge • Fehlerhafter Spritz-Ess-Abstand/ zu späte Nahrungsaufnahme	• Insulinmangel • Zu hohe KE-Aufnahme, Berechnungsfehler der Nahrung • Infektionen, Fieber • Stress
Symptome	• Bauchschmerzen, Hungergefühl • Herzrasen • Sehbeeinträchtigungen, Schwindel • Schweißausbrüche • Blasse Haut • Sprachstörungen • Zittrigkeit, Ohnmachtsgefühl • Aggressivität	• Polydipsie (Durstgefühl ↑) • Polyurie (Wasserlassen ↑) • Acetonurie • Schwäche/Abgeschlagenheit • Appetit ↓ • Unwohlsein und Übelkeit • Vertiefte Atmung mit Azetongeruch

Tab. 7.2 Differenzierung von Hypo- und Hyperglykämie

	Hypoglykämie	Hyperglykämie
Sofortmaßnahmen	• Glukagon i. m. oder s. c. • Schnell resorbierbare Kohlenhydrate zuführen (Voraussetzung: Kd. kann noch schlucken)	Insulin verabreichen
Achtung	Schockgefahr, hypoglykämisches Koma	nach sehr langer Hyperglykämie Gefahr des Coma diabeticum!

Tab. 7.2 Differenzierung von Hypo- und Hyperglykämie *(Forts.)*

Kapillare Blutzuckermessung

- Auf gut durchblutete Finger achten, ggf. anwärmen
- Testgerät vorbereiten
- Einstichstelle desinfizieren, Einwirkzeit beachten
  - Auf trockene Haut achten → vermeidet Verfälschung des Testergebnisses
  - Zuhause bei selbstständiger Messung Hände waschen
- Kapillare Messung seitlich an Mittel-, Ring- oder Kleinfinger
- Ersten Blutstropfen wegwischen
- Finger zur Blutgewinnung ausstreifen, nicht quetschen
- Teststreifen senkrecht an Blutstropfen halten
- Wert ablesen und dokumentieren

BEACHTE

Teststreifen müssen trocken und gut verschlossen gelagert werden. Für jeden Messvorgang wird eine neue Nadel genutzt.

Physiologische Veränderungen im Laufe des Lebens

- **Kind:** fettarm, wasserreich, empfindlich auf äußere Reize
- **Jugendlicher:** unrein, fettig
- **Erwachsener:** verschiedene Hauttypen (fettig, trocken, Mischhaut)
- **Alter Mensch:** dünn, pergamentartig, faltig, blass, kühl, trocken, schuppig, rissig, spannt, juckt

Kriterien der Hautbeobachtung

- **Farbe:** Rötung, Blässe, Gelbfärbung (→ Tab. 8.1), Zyanose
- **Oberfläche:** unrein, fettig, trocken, schuppig, verhornt, feucht und mazeriert, wund
- **Temperatur:** überhitzt, kaltschweißig
- **Spannung** (Hautturgor): reduziert (Exsikkose), gespannt (Ödeme)
- **Sonstiges:** Entzündungszeichen, Muttermale, Hautausschlag

Mögliche Hautfärbung	Physiologische Ursachen	Pathologische Ursachen
Rotfärbung	Hitze, Überwärmung, Kälte, körperliche Anstrengung, Scham, Aufregung	Fieber, Bluthochdruck, Verbrennungen, Sonnenbrand, Allergien, beginnender Dekubitus
Blässe	Frischluftmangel, Erschrockenheit	Blutarmut, Blutungen
Blaufärbung	Kälte	Sauerstoffmangel im Blut
Gelbfärbung	Neugeborenenikterus	Leber-/Gallenerkrankungen
Graufärbung	Sterbeprozess	Tumorerkrankungen

Tab. 8.1 Hautfärbungen und ihre Ursachen

BEACHTE

Verminderte Hautspannung: angehobene Hautfalte bleibt einige Sekunden stehen – **Dehydratation**
Vermehrte Hautspannung: eingedrückte Delle bildet sich nur langsam zurück – **Ödem**

Hautreinigung und -pflege

- Ein Bad pro Woche ausreichend, Haut besonders empfindlich, trocknet bei Neugeborenen/Säuglingen schnell aus
- Badetemperatur: 36–38 °C, Wasserhahn zum Fußende des Kd.
- Badezusatz: nicht zwingend erforderlich; ohne Alkohol, Duft- und Konservierungsstoffe wegen erhöhter Resorption durch die Haut
- Wasch-/Badedauer: Sgl. 3–5 Min., KK 5–8 Min.; Ausnahme: medizinische Bäder, Auskühlung vermeiden;
- Ständige Beaufsichtigung: Unfallverhütung
- Altersentsprechend kommunizieren und Kind einbeziehen
- Ausreichende Wärme- und Lichtquelle, z. B. Wärmelampe, Raum heizen; kontinuierliche Beobachtung

Nagelpflege

- Nagelpflege nach dem Baden, da Nägel weicher und leichter zu schneiden sind
- Fingernägel rund, Fußnägel gerade schneiden

MERKE

Nägel beim NG in den ersten 4 Wochen nicht schneiden, schilfern ab.

Allgemeine Hygienerichtlinien

- Persönliche Hygiene: saubere Kleidung, kein Schmuck, kurze Fingernägel, kein Nagellack oder Kunstnägel, lange Haare zusammenbinden
- Keinen Staub aufwirbeln, Durchzug vermeiden
- Saubere, sterile Utensilien nicht auf Patientenbett legen
- Keine Utensilien auf den Fußboden legen
- Benutzte Bettwäsche nicht auf Tisch oder Stuhl legen
- Keine Berührung des Fußbodens mit Urin- und Sekretbeutel
- Benutzte Gegenstände entsorgen oder desinfizieren (auch abwischbare Spielsachen)
- Aseptische Arbeitsweise bei invasiven Eingriffen, z. B. DK-Anlage
- Patientennahe Bereiche tgl. desinfizieren, zudem nach Kontamination

Indikationen zum Händewaschen

- Säuberung/bei Verschmutzung
- Vor Arbeitsbeginn oder bei starkem Schwitzen
- Vor Essenzubereitung und -verteilung
- Nach Toilettengang

Indikationen zur Händedesinfektion

- Keimabtötung: Einwirkzeit beachten (Herstellerangabe!), **Achtung:** Dämpfe nicht in Gesichtsnähe des Kindes
- Vor und nach Kontakt mit Pflegebedürftigen
- Vor aseptischen Tätigkeiten
- Vor Benutzung/Entnahme sauberer Geräte/Utensilien
- Nach Kontakt mit potenziell infektiösem Material
- Nach Kontakt mit Oberflächen in unmittelbarer Patientenumgebung
- Vor und nach Verlassen des Patientenzimmers

Indikationen zum Tragen unsteriler Handschuhe

- Möglicher Kontakt mit Blut, Ausscheidungen, Sekret
- Wickeln
- Hautläsionen der Pflegefachperson (Eigenschutz)
- Umgang mit Muttermilch

Indikationen zum Tragen steriler Handschuhe

Einhaltung steriler Bedingungen, z. B. Verbandwechsel, DK

Spezielle Hygienerichtlinien bei Isolierung

Formen der Isolierung:

- **Quellenisolierung:** Isolierung der „Quelle“, um die Ausbreitung einer Infektion/ansteckenden Krankheit zu vermeiden
- **Kohortenisolierung:** durch gleichen Erreger infizierte Personen werden gemeinsam isoliert
- **Umkehrisolierung:** Isolierung, um Infektion abwehrgeschwächter Personen zu vermeiden

Vorgehen:

- Material vor Betreten des Zimmers vorbereiten
- Nur so viel wie nötig in das Zimmer mitnehmen
- Pflegeutensilien verbleiben im Zimmer
- Je nach Keim und Hygienestandard: Schutzkittel, Handschuhe, Mundschutz
- Schutzkleidung und ggf. Haarschutz (Haube) tragen, vor Verlassen des Zimmers ausziehen
- Müll- und Wäschesäcke regelmäßig entsorgen, ggf. „Sack-in-Sack-Technik“ bzw. Hygienestandard beachten
- Angehörige über Schutzmaßnahmen informieren und anleiten
- Essenstablett zuletzt abräumen oder Einmalgeschirr verwenden
- Patienteneigene Flaschen und Sauger gesondert aufbereiten

- Kd. über seitliche Drehung aufnehmen, z. B. aus Rückenlage über die Seitendrehung in Sitzposition (→ Abb. 10.1)
- Bewegungsabläufe nicht abrupt oder ruckartig durchführen
- Kd. ermöglichen, dem Bewegungsablauf zu folgen
- Kd., das nicht frei sitzen kann, nicht in Sitzposition bringen (Ausnahme: Schoß der Bezugsperson – gegenseitige Anpassung)
- Beine nie Richtung Decke ziehen → Hüftschäden
- Das Wickeln erfolgt über eine seitliche Drehung oder den Wickelgriff (→ Abb. 10.2)

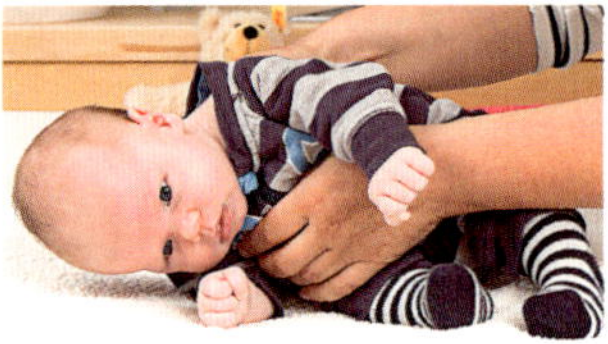

a Das Kind wird in einem spiralförmigen Bewegungsmuster aufgenommen, …

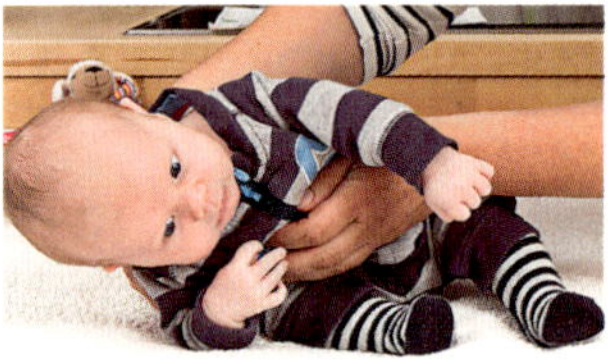

b … so kann es seinen Kopf selbst beugen und den Arm zum Abstützen einsetzen.

Abb. 10.1 Spiralförmiges Aufnehmen des Kindes [K115]

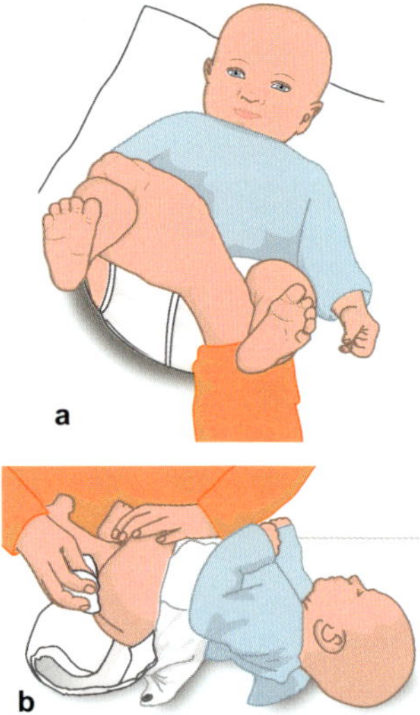

Abb. 10.2 Wickeltechniken [L138]

Nach der Infusionsmenge werden unterschieden:

- **Kurzinfusion:** ca. 100 ml über 30 Min.
- **Dauerinfusion:** größere Menge über mehrere Stunden

Infusionen laufen:

- Schwerkraftgesteuert
- Über Infusionspumpen bzw. Spritzenpumpen
- Mit Druck (Druckinfusion)

Tropfgeschwindigkeit berechnen

20 Tropfen entsprechen 1 ml

1 Tropfen pro Min. entspricht 3 ml pro Stunde (60 Tropfen)

$$\text{Tropfenzahl pro Min.} = \frac{(\text{Infusionsmenge inml 20 Tropfen proml})}{(\text{Infusionsdauer in Stunden} \times 60)}$$

Peripheren Zugang und Infusion versorgen

- Kd. einfühlsam, altersgerecht, ehrlich informieren
- Eltern einbeziehen, z.B. Hand halten lassen, ablenken
- Ggf. vorherige Analgesierung, z.B. anästhesierendes Salbenpflaster, orale Glukosegabe bei FG/NG
- Vor Punktion erfragen: Lieblingsfinger zum Lutschen, Rechts-/Linkshändigkeit
- Ausreichend weite Kleidung auswählen
- Zugang sicher fixieren, mit einer Mullbinde umwickeln
- Zuleitung sicher fixieren (**Achtung:** Strangulationsgefahr)
- Engmaschig überwachen, i. d. R. laufende Infusion alle 30 Min.:
  - Rötung?
  - Paravasat (→ Tab. 11.1)?
  - Schmerz?
  - Allergische Reaktion?

Komplikation	Prävention	Maßnahmen
Ödem an der Einstichstelle	Geschwindigkeit regulieren	Geschwindigkeit reduzieren; evtl. neue Einstichstelle wählen; s. c.-Infusion ggf. auf i. v.-Infusion umstellen (durch Arzt)
Infektion	aseptisch arbeiten	Infusion unterbrechen; Arzt informieren; Temperatur messen
Schmerzen bei Hämatom, Paravasat, Entzündung (i. v.-Infusion)	Einstichstelle inspizieren; ggf. neuer i. v.-Zugang (durch Arzt)	Infusion unterbrechen; Zugang entfernen; Arm hochlagern, kühlen; lokale Entzündungshemmung, z. B. Heparin
allergische Reaktion	Allergien zuvor erfragen	Infusion unterbrechen; i. v.-Infusion: Zugang belassen, Arzt informieren, Vitalzeichen prüfen; Schocklagerung

Tab. 11.1 Komplikationen und Maßnahmen bei Infusionen

- Infusionsflasche und Ableitungen so platzieren, dass eine Sturzgefahr ausgeschlossen ist

BEACHTE

Patientenbeobachtung im vorsprachlichen Alter besonders wichtig! Je kleiner die Venen, desto schneller können sie kollabieren.

- Kd. altersgerecht, ggf. spielerisch aufklären, z. B. leere Infusionsleitung an Kuscheltier anbringen
- Kd. für Mitarbeit loben
- Infusion als Nahrung/Getränk/Medizin erläutern

Injektionsarten

- Intrakutan (i. c.)
- Subkutan (s. c.)
- Intramuskulär (i. m.)
- Intravenös (i. v.)
- Intraossär (i. o.)

Injektionslösungen, die mehrfach verwertet werden können: Anbruchdatum und -uhrzeit notieren

Hinweise zur Durchführung

- Hände desinfizieren: vor dem Aufziehen der Lösung, vor Injektion
- Material vorbereiten: ggf. anästhesierende Salbe, Desinfektionsmittel, Tupfer, sterile Spritze mit Injektionsnadel, Etiketten zum Beschriften (Name des Kd., Medikament, Dosierung, Datum/Uhrzeit der Herstellung), Pflaster, Abwurfbehälter
- Einstichstelle desinfizieren, Einwirkzeit beachten!
- Bei häufigen Injektionen: Einstichstelle wechseln
- Keine Injektion in gerötetes, geschwollenes, infiziertes, ödematöses, gelähmtes, vernarbtes oder anderweitig verändertes Gewebe
- Stichkanalrichtung (→ Abb. 12.1) während Injektion nicht ändern
- Medikament langsam und gleichmäßig injizieren
- Zimmertemperatur der Injektionslösung beachten

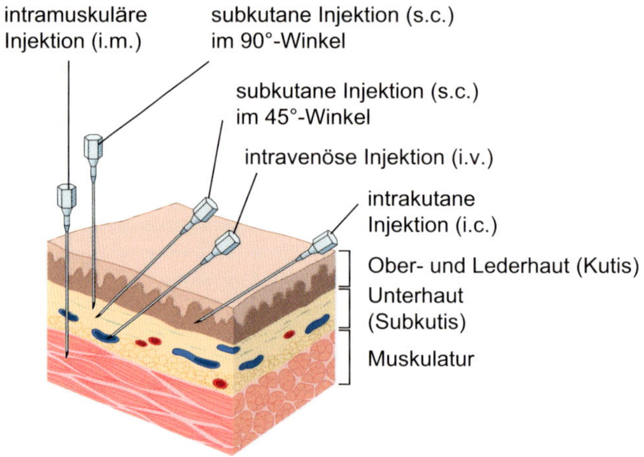

Abb. 12.1 Injektionswinkel und -tiefen [L138]

Mögliche Komplikationen

- Unverträglichkeitsreaktionen
- Spritzenabszess
- Verletzung eines Nervs
- Hämatom

- Kohlenhydratfaktor
  - Menge an notwendigem Insulin, um den Glukoseanstieg von 1 KE abzudecken (abhängig von: Diabetesdauer, Alter, körperlicher Entwicklung/Gewicht, → Tab. 13.2).
  - Wird durch Diabetesteam festgelegt.
- **Korrekturfaktor** gibt an, ab welchem erhöhten Wert der BZ (→ 7) mit zusätzlichem Altinsulin oder kurzwirksamen Insulin (→ Tab. 13.1) korrigiert werden soll.
- **Spritz-Ess-Abstand:** erforderliche Wartezeit zwischen Insulingabe und Nahrungsaufnahme.

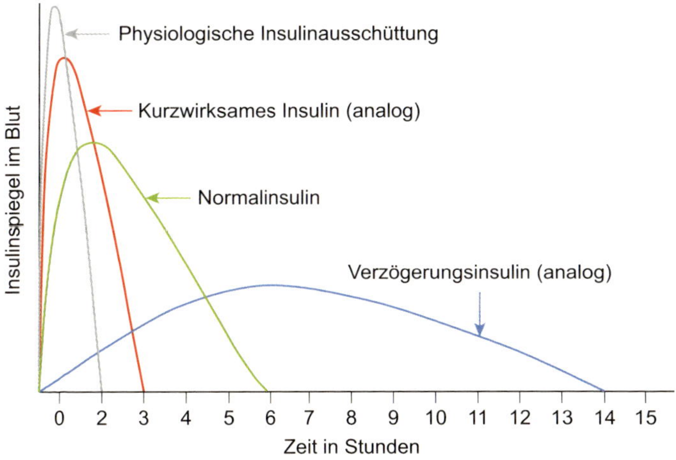

Abb. 13.1 Wirkkurve der verschiedenen Insuline [L143]

Handelsname (Beispiele)	Spritz-Ess-Abstand (SEA)	Wirkungsbeginn	Max. Wirkung (→ Abb. 13.1)	Wirkungsabbau
Kurz wirksames Insulin: Normalinsulin (Altinsulin)				
Insuman® rapid	15 Min.	15–30 Min.	2–3 Std.	4–6 Std.
Kurz wirksames Insulin: schnell wirksame Insulinanaloga				
Lispro/Humalog® Aspart/Novo-Rapid®	kein SEA	10–15 Min.	1 Std.	2–3 Std.
Verzögerungsinsulin: lang wirksame Insulinanaloga				
Glargin/Lantus®	von Mahlzeit unabhängig	3–4 Std.	6–14 Std.	14–24 Std.
Determin/Levemir®	von Mahlzeit unabhängig	3 Std.	4–6 Std.	8–10 Std.
Verzögerungsinsulin: NPH-Verzögerungsinsulin (Intermediärinsuline)				
Insuman® basal	von Mahlzeit unabhängig	1,5–2 Std.	4–6 Std.	8–12 Std.
Mischinsuline: NPH-Mischinsulin (Mischung von Normal- und NPH-Verzögerungsinsulin)				
Actraphane® 30/70	15–45 Min.	30–45 Min.	3–4 Std.	6–8 Std.
Mischinsuline: Protamin-Misch-Analoginsulin (Mischung von Analoginsulin und Protamin)				
Novomix® 30	kein SEA	10–15 Min.	3–4 Std.	6–8 Std.

Tab. 13.1 Insulinarten

	Typ-1-Diabetes	Typ-2-Diabetes
Manifestations-alter	Kd. und Jugendliche, selten junge Erwachsene	selten Kd. und Jugendliche, meist mittleres und höheres Erwachsenenalter
Auftreten	akut bis subakut	schleichend
Anzeichen	Gewichtsverlust, Polyurie, Polydipsie, allgemeines Krankheitsgefühl	oft keine Beschwerden
Ketoazidose	häufig	sehr selten
Körpergewicht	Normgewicht	adipös
körpereigenes Insulin	stark reduziert bis fehlend	subnormal bis hoch (Zeichen der Insulinresistenz)
HLA-Assoziation	vorhanden	nicht vorhanden
diabetesassoziierte Antikörper (ICA, IAA, IA2, GAD, Zn-T 8) bei Manifestation	vorhanden (in 90–95 %)	nicht vorhanden
Therapie	Insulin	zunächst Lebensstil ändern, Gewichtsabnahme, orale Antidiabetika, sekundär Insulingabe

Tab. 13.2 Unterscheidungskriterien Typ-1- und Typ-2-Diabetes

Kindesmisshandlung (engl. battered child = schlimm zugerichtetes, misshandeltes Kd.): absichtliche körperliche/psychische Gewalt gegenüber Kd.

- Besonders häufig gegenüber Sgl. und KK
- Meist durch Erziehungsberechtigte, nahe Verwandte/Bezugspersonen
- Folge: meist bleibende psychische Beeinträchtigungen
- Formen der Kindesmisshandlung:
  - **Aktive Kindesmisshandlung:** körperliche Gewaltanwendung
  - **Passive Kindesmisshandlung:** Vernachlässigung, z. B. unzureichende Versorgung, folgend Gedeih- und Entwicklungsstörungen
  - **Sexueller Missbrauch**
  - **Seelische Misshandlung**

Körperliche Auffälligkeiten/Hinweise

- Hämatome unterschiedlichen Alters an untypischen Stellen, z. B. Gesäß, unterer Rücken, Arm-/Bein-Rückseiten (→ Abb. 14.1)
- Striemen, Biss- und Würgespuren, Gürtelabdrücke
- Ausgerissene Haare
- Verbrühungen, Verbrennungen, Abdrücke brennender Zigaretten
- Gedeihstörungen aufgrund Vernachlässigung
- Multiple Frakturen, z. B. Rippen-, Unterarm-, Schlüsselbeinfrakturen bei Kd. < 1 Jahr, subdurale Hämatome
- Handschuh- oder sockenartiges Verbrennungsmuster (durch Eintauchen in heiße Flüssigkeit)
- Entzündungen im Genital-/Analbereich, erniedrigter Tonus des Afterschließmuskels

Seelische Auffälligkeiten/Hinweise

- Verängstigte, verschlossene oder übermäßig angepasste Kd.

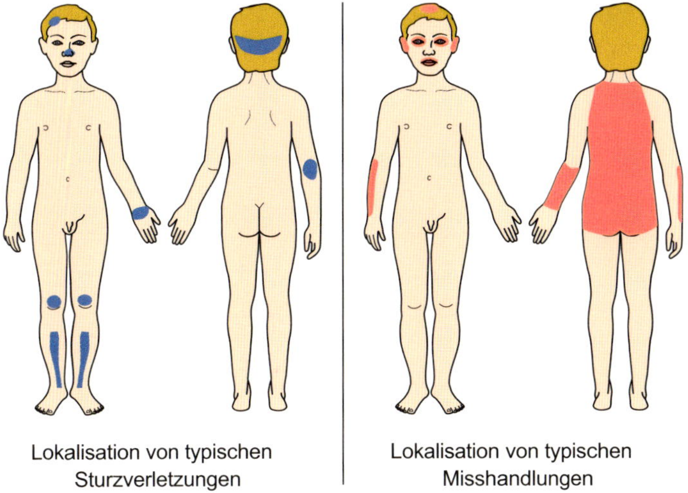

Abb. 14.1 Sturzverletzungen versus Misshandlung [L143]

- Nicht altersgemäße sexualisierte Sprache oder Gestik
- Weitere Verhaltensänderungen und Auffälligkeiten, von fremden Personen oft nur schwer feststellbar

Shaken-baby-Syndrom

- Schütteltrauma durch heftiges Hin- und Herschwingen des Kopfes
- Oft durch überforderte, verzweifelte Aufsichtsperson
- Folgen: Gefäßverletzung, schwere Hirnblutung, Bewusstlosigkeit

Auffälligkeiten in der Anamnese

- Widersprüchliche Schilderungen des Unfallgeschehens
- Unfallgeschehen passt nicht zu körperlichen Symptomen
- Vorstellung erst mehrere Tage nach der Verletzung
- Häufiger Arztwechsel

VORSICHT

Der Verdacht einer Misshandlung ist schwerwiegend und bedarf eines besonderen, sensiblen Umgangs. Symptome, die auf eine Misshandlung hinweisen, sind sehr unterschiedlich und stellen noch keinen sicheren Beweis dar!

Vorgehen

- Ausführliche Anamnese und Untersuchung
- Besonders aufmerksame Beobachtung, auch des Verhaltens
- Behutsam und vertrauensvoll Beziehung aufbauen
- Ängste nehmen, Emotionen auffangen
- Wohl des Kd. hat stets oberste Priorität!

Hilfreiche Adressen/Anlaufstellen

- Örtliches Jugendamt
- Deutscher Kinderschutzbund – bundesweite Ortsverbände: www.dksb.de
- Nationales Zentrum Frühe Hilfen: www.fruehehilfen.de

Für Kinder und ihre Begleitperson ist ein Klinikaufenthalt oft eine hohe Belastung. Kinder reagieren auf Unbekanntes oft mit Angst und Abwehr. Die unbekannte Umgebung und fremde Personen spielen dabei ebenso eine Rolle wie die Trennung von Bezugspersonen und Angst vor schmerzhaften Prozeduren.

Pflegende sind daher gefordert, den Krankenhausaufenthalt möglichst angenehm zu gestalten.

- Alters- und entwicklungsgerechte Versorgung
- Ruhige, freundliche Atmosphäre: ruhige Stimme, keine Hektik, Geschwindigkeit und Abläufe dem Kd. anpassen
- Kd. und Eltern einbeziehen
- Unangenehme Maßnahmen mit Kd. und Eltern vor-/nachbereiten, z. B. durch kindgerechte Aufklärung
- Vorbereiten ist besser als vermeiden, Ehrlichkeit ist besser als verharmlosen
- Im Vorfeld sachlich informieren, Erleben für künftige Handlungen berücksichtigen
- Freiräume bieten für Genesung und Spiel
- Während Maßnahmen ablenken, z. B. Kuscheltier einbeziehen
- Bedingungen möglichst angenehm gestalten, z. B. Instrumente anwärmen, Positionierung auf dem Arm/Schoß der Eltern
- Mitaufnahme eines Elternteils, bei medizinischer Indikation Kostenübernahme durch die Krankenkasse
- Bei fehlender Möglichkeit einer Mitaufnahme: Vertrautes von zu Hause mitbringen lassen, z. B. Spielzeug, Kuscheltier
- Essen und Mahlzeiten gestalten
  - Wunschkost anbieten
  - Vertraute Kost mitbringen lassen
  - Gemeinsame Mahlzeiten ermöglichen, mit Angehörigen, mit anderen Patienten

- Spielen
  - Stations- oder Krankenhausspielzimmer nutzen oder Spielsachen dort ausleihen
  - Malsachen bereithalten
  - Krankenhausbibliothek besuchen
  - Vertraute Spielsachen von zu Hause mitbringen lassen
- Soziale Kontakte fördern
  - Zu Mitpatienten
  - Eltern motivieren, Geschwister und Freunde des Kindes mitzubringen
  - Besuch von Verwandten anregen
- Unangenehme Prozeduren
  - Erläutern und Rückfragen klären
  - Emotional begleiten
  - Belohnen, z. B. Tapferkeitsorden, Süßigkeit, Ausmalbild
  - Nicht zu lange im Voraus ankündigen

BEACHTE

EACH – European Association for Children in Hospital ist ein internationaler Dachverband, der sich für das Wohl kranker Kinder in Krankenhäusern und anderen Einrichtungen einsetzt. 10 Punkte legen fest, welche Rechte kranke Kinder und ihre Familien vor, während und nach einem Krankenhausaufenthalt schützen.
www.akik.de/was-wir-tun/each/each-charta/

Messgrößen

- Körpergewicht
- Körpergröße (ermittelt durch Maßband, Messleiste/-schale)
- Kopfumfang (ermittelt durch Maßband)

Die Werte werden in Somatogramme eingetragen und mit altersentsprechenden Normwerten verglichen.

Somatogramm

- Zeigt verschiedene Perzentilen an
- Kd. stets mit Kindern gleichen Geschlechts und gleichen Alters vergleichen
- Körpergewicht und -länge im Verhältnis betrachten
- Bedeutung Perzentilen (Beispiele):
  - 50. Perzentile: Kd. liegt im Durchschnitt (Mittelwert)
  - 3. Perzentile Gewicht: 3 % der Kd. entsprechen dem angegebenen Wert oder sind leichter
  - 97. Perzentile Gewicht: 97 % der Kd. entsprechend dem angegebenen Wert oder sind leichter = 3 % der Kd. sind schwerer

MERKE

Normbereich = 3. bis 97. Perzentile. Abweichungen davon müssen ärztlich geklärt werden.
KG und KL = wichtigste Parameter für **physiologisches Gedeihen.**

Wachstum von Gewicht, Länge, Schädel

Gewichtsentwicklung

Physiologische Gewichtsabnahme in den ersten 4 Lebenstagen: bis 10 % des Geburtsgewichts; sollte nach 10 Tagen ausgeglichen sein.

- Bis zum 5. Lebensmonat: Geburtsgewicht verdoppelt
- Ende des 1. Lebensjahrs: verdreifacht, ca. 10 kg

- 6. Lebensjahr: versechsfacht, ca. 20 kg
- 9. Lebensjahr: verneunfacht, ca. 30 kg
- 12. Lebensjahr: verzwölffacht, ca. 40 kg

Längenwachstum
- Durchschnittliche KL eines NG: 50 cm (45–56 cm)
- Mit 1 Jahr: ca. 75 cm
- Mit 4 Jahren: ca. 100 cm
- Mit 12 Jahren: ca. 150 cm
- Mittlere Endgröße: Mädchen 166 cm, Jungen 178 cm

Schädelwachstum
- Durchschnittlicher Kopfumfang beim gesunden NG: ca. 35 cm
- Ende des 1. Lebensjahrs: ca. 47 cm
- Jugendalter: ca. 56 cm (Mädchen oft 1–2 cm kleiner)

Einflussgrößen
- Statur der Eltern
- Ethnische Herkunft

Body-Mass-Index (BMI)

Dient der Abschätzung des Körperfettanteils an der Gesamtkörpermasse

$$\frac{\text{Körpergewicht (kg)}}{\text{Körperlänge (m)}} \times \text{Körperlänge (m)}$$

Motorische Entwicklung

Die Beobachtung der Motorik und der physiologischen Bewegungsmuster ist eine pflegerische Aufgabe (→ Abb. 16.1). Veränderungen und Abweichungen können Rückschlüsse auf z.B. orthopädische oder auch neurologische Erkrankungen geben.

Beobachtungskriterien Bewegung
- Beweglichkeit der Gelenke
- Kraft
- Koordination
- Gleichgewicht
- Körperhaltung
- Muskeltonus
- Körperschema

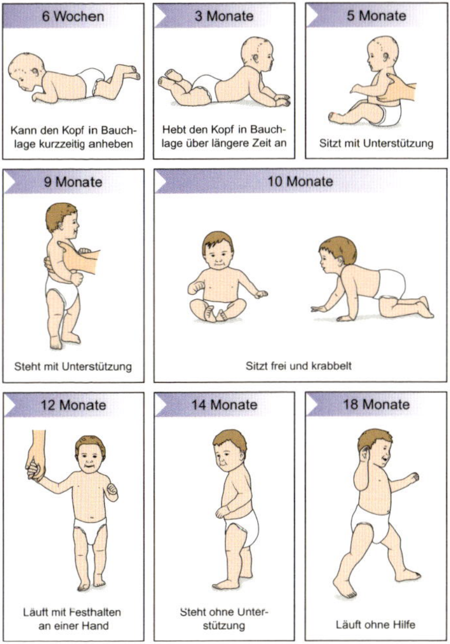

Abb. 16.1 Die Entwicklung der kindlichen Motorik bis zum 18. Lebensmonat [L264]

MERKE

Entwicklungsverzögerungen (Entwicklungsretardierung) betreffen die Entwicklungsgeschwindigkeit und bedeuten, dass ein Kind vom altersgerechten Entwicklungsstand abweicht. Dieser Rückstand kann durch Förderung aufgeholt werden.
Entwicklungsstörungen hingegen sind diagnostisch festgestellte, bleibende Beeinträchtigungen in Bereichen wie Motorik, Sprache, Kognition oder Verhalten.

	Symptome	Besonderheiten
Anfälle im Neugeborenenalter	unspezifisch; Myoklonien; blitzartige Streckbewegungen; reduzierter Muskeltonus; Apnoe; vegetative Reaktionen, z. B. veränderte Hautfarbe (blass-zyanotisch) und Atmung, reduzierte O_2-Sättigung	i. d. R. eiweißfreie Diät bis eine Stoffwechselstörung ausgeschlossen werden kann
einfache fokale Anfälle	je nach betroffener Hirnregion, z. B. halbseitige Zuckungen (Jackson-Anfälle); vegetative Anfälle mit unerwarteten vegetativen Veränderungen; sensorische Anfälle: plötzliche irreguläre Empfindungen (Gesichtsfeldausfall, veränderte Geräusch-, Geruchs- und Geschmackswahrnehmung)	Kd. erlebt Anfall i. d. R. bewusst, je nach Alter anschließend Beschreibung möglich; häufig Beginn eines komplexeren Anfallsgeschehens
komplex-fokale Anfälle	oft mit Missempfindungen, dann Automatismen beginnend; stereotype Bewegungs- und Handlungsabläufe (Kauen, Nesteln, Schmatzen, Klopfen, mit den Füßen scharren, ...); unkoordinierte Handlungen; wirres Sprechen; unkontrollierbar geäußerte Gefühle, z. B. über Mimik (Angst, Furcht, Schmerz, Freude)	Prognose je nach betroffenem Hirnareal und Ursache; häufig Anfallsfreiheit durch medikamentöse Therapie; teilweise OP notwendig
BNS-Anfälle (Blitz-Nick-Salaam-Anfälle)	ruckartige, heftige, blitzartige Muskelzuckungen: Beugung des Kopfs, Kreuzen der Arme	medikamentöse Therapie (Antikonvulsiva)

Tab. 17.1 Anfallsarten

	Symptome	Besonderheiten
Fieberkrampf	durch rasch ansteigendes Fieber; erst oberhalb von 38° C, Schnelligkeit des Temperaturanstiegs bedeutsam; dauert Sekunden bis 15 Min.	typisch im Alter von 6 Monaten bis 5 Jahren; selten Hinweis auf Erkrankung, z. B. Meningitis, ärztliche Untersuchung nötig
Grand-Mal-Anfall	i. d. R. in mehreren Phasen: • Vages, schlecht zu beschreibendes Vorgefühl (Aura) • Bewusstseinsverlust oft mit Schrei eingeleitet, versteifte Gliedmaßen (ggf. Sturz, Hautfarbe blass-zyanotisch) • Klonisches Stadium: symmetrische Zuckungen der gesamten Muskulatur	klonisches Stadium oft mit Einnässen, Einkoten, Zungenbiss, Absonderung von schaumigem Speichel, lichtstarren Pupillen; am Ende des Anfalls tiefer Nachschlaf (mehrere Stunden möglich)
Absence (Petit Mal)	plötzlicher Verlust der Aufmerksamkeit gegenüber der Umgebung für 5–20 Sekunden, ohne Bewusstlosigkeit; starrer Blick/verdrehte Augen; aktuelle Tätigkeit unterbrochen; bei schweren Verläufen ggf. Automatismen	typische Anfallsform im Schul-/Vorschulalter

Tab. 17.1 Anfallsarten *(Forts.)*

Weitere Symptome zu Anfallsbeginn

- Plötzliche Verhaltens- oder Bewusstseinsänderungen; auffälliges Verhalten; Unruhe, Angst
- Plötzlich einschießende Bewegungen
- Unkoordinierte oder fahrige Bewegungen, Veränderungen der Mimik, Speicheln, Rachenlaute
- Nystagmus, Zucken der Augenlider
- Bei FG/NG: plötzliche Verhaltensänderung

Erstmaßnahmen bei Krampfanfall

- Bei Vorankündigung des Anfalls Kd. auf den Boden oder in flaches Bett legen; Kd. nicht zudecken, um alle Extremitäten zu beobachten (→ Tab. 17.1)
- Harte und spitze Gegenstände/Kanten entfernen/polstern; ggf. Sehhilfe oder Zahnspange entfernen
- Für eine freie Atmung sorgen: beengende Kleidung öffnen, Erbrochenes oder Schleim ggf. absaugen
- Kd. in stabile Seitenlage bringen – Aspiration vermeiden
- Bewegungsablauf nicht durch Festhalten bremsen
- Kd. nie allein lassen, Ruhe vermitteln
- Arzt informieren
- Dokumentieren: Zeit, Art des Anfalls, Ablauf, Lokalisation

Begleiterscheinungen

- Stürze
- Zungenbiss
- Blässe
- Akrozyanose
- Einnässen
- Einkoten
- Nachschlaf

- Liquorgewinnung zu Untersuchungszwecken; zur Liquordruckmessung
- Durchführung: Arzt

Material

- Hautdesinfektionsmittel
- Sterile Handschuhe, steriles Abdecktuch
- Mundschutz, Schutzkittel
- Ggf. Material/Medikament zur Lokalanästhesie
- Lumbalpunktionskanülen in verschiedenen Größen
- Sterile Liquorröhrchen, sterile Kompressen, steriles Pflaster
- Kanülenabwurf
- Reagenz für Eiweißschnelltest
- Ggf. graduiertes Steigrohr nach Queckstedt: Liquordruckmessung

Assistenzaufgaben

- Prämedikation nach AO
- Positionierung des Kd.:
  - Liegend: in Embryonalhaltung (→ Abb. 18.1)
  - Sitzend: an Bettkante mit gebeugtem Rücken (→ Abb. 18.2)
- Patient zum Stillhalten auffordern, Abwehrbewegungen verhindern
- Kd. beruhigen

Nachbereitung

- Liquor zügig an Labor weiterleiten
- Bettruhe einhalten (ca. 24 Std., AO)
- Punktionsstelle beobachten: Nachblutungen, Flüssigkeitsaustritt
- Vitalzeichen kontrollieren
- Auf ausreichende Flüssigkeitszufuhr achten
- Auffälligkeiten, z. B. Sensibilitätsstörung, unverzüglich Arzt melden

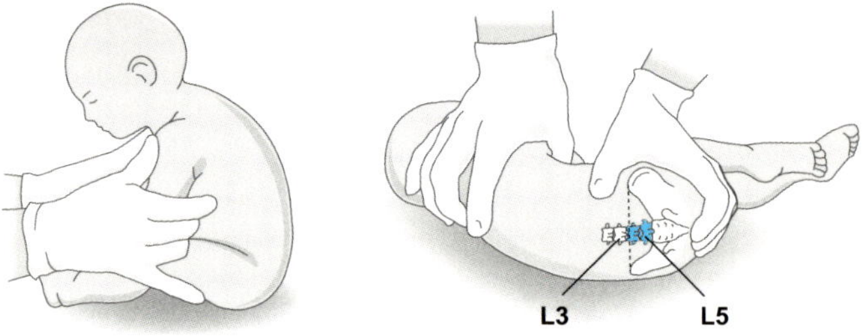

Abb. 18.1 Lumbalpunktion beim Säugling [L157]

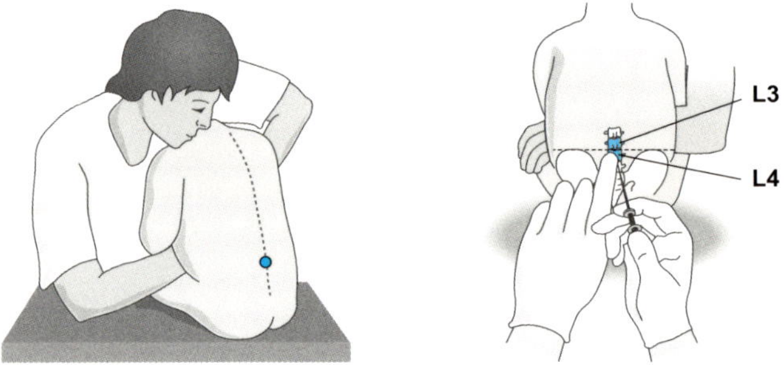

Abb. 18.2 Positionieren eines größeren Kindes [L157]

Material

- Magensonde (Lumen entsprechend KL und KG des Kd.)
- Ggf. anästhesierendes Spray oder Gel bei älteren Kindern
- Stethoskop → Magengegend auskultieren (Luftprobe)
- Spritze (2–5 ml) → Lage kontrollieren (Mageninhalt aufziehen)
- Pflaster zum Fixieren der Sonde
- Glas mit Wasser oder Tee zum Anfeuchten der Sonde
- Händedesinfektionsmittel
- Unsterile Handschuhe, evtl. Schutzkittel
- Unterlage
- Wasserfester Stift → Sondenlänge markieren (→ Abb. 19.1)
- Nierenschale und Zellstoff
- pH-Indikatorpapier → pH-Wert des Magenrücklaufs bestimmen
- Ggf. Ableitungsbeutel, ggf. Klemme und Probenröhrchen

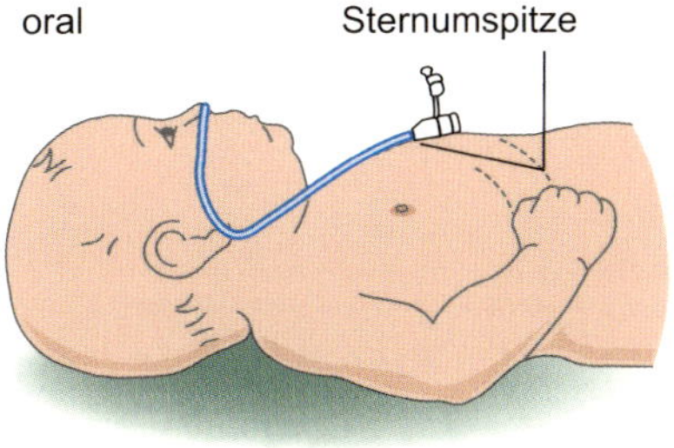

Abb. 19.1 Sondenlänge ermitteln: Nase – Ohrläppchen – Sternumspitze [L157]

Durchführung

- Ggf. anästhesierendes Spray (Rachen)/Gel (Nase) bei älteren Kindern auftragen
- Kd. in liegende oder sitzende Position bringen
- Sonde anfeuchten z. B. mit Aqua und öffnen
- Kopf leicht nach vorn beugen lassen
- Sonde durch die Nase zügig, aber vorsichtig erst leicht nach oben, dann gerade einführen, Kd. zum Schlucken auffordern (ggf. mit Beruhigungssauger) → genaue Beobachtung!
- Sonde bis Markierung vorschieben; bei spürbarem Widerstand Sonde ziehen, nach kurzer Pause erneuter Versuch (→ Tab. 19.1)
- Sonde leicht fixieren
- Lage kontrollieren: Mundhöhle inspizieren (Sonde aufgerollt?); 2–5 ml Luft in den Magen applizieren, bei korrekter Lage Geräusch über Stethoskop hörbar (Luftprobe), Luft wieder abziehen

Komplikation	Prävention	Maßnahmen
Bradykardie, Herzrhythmusstörungen durch Vagusreiz	Magensonde behutsam einführen	Notfall! Vorgang sofort beenden; Arzt informieren
Sonde in der Trachea → starker Husten, Zyanose	Sonde während Schluckakt vorschieben	Vorgang sofort beenden; beim Kd. bleiben; einige Min. erholen lassen; erneuter Versuch
verletzte Schleimhaut → Nasenbluten	Magensonde behutsam, nie gegen Widerstand einführen	Blutung stillen: kühlen Waschlappen in Nacken; aufrechtes Sitzen/Kopf hochlagern und nach vorn beugen lassen

Tab. 19.1 Komplikationen und Handlungsanweisungen beim Legen einer Magensonde

- Etwa 0,5 ml Magensekret aspirieren, Sekret auf Indikatorpapier geben: Magen-pH < 7, Duodenum-pH 7,4 bis 8
- Sonde an Nasenrücken und Wange fixieren (so viel wie nötig, so wenig wie möglich)
- Mehrmals täglich Hautkontrolle, Mund- und Nasenpflege
- Vor jedem Sondieren Lage kontrollieren (Magenrestbestimmung, ggf. Luftprobe, pH-Indikatorpapier)

MERKE

Insbesondere bei NG und FG empfiehlt sich während des Sondierens eine geschmacksstimulierende Mundpflege, z. B. mit Muttermilch/Säuglingsmilch auf einem Wattestäbchen oder Beruhigungssauger. Dadurch wird der Saugreflex trainiert, das Kd. erfährt den Zusammenhang zwischen Saugen und Magenfüllung.

Sonde entfernen

- Sondenwechsel und -entfernung je nach Zustand und Belastbarkeit des Kd.; Verweildauer je nach Material
- Sondenwechsel: anderes Nasenloch verwenden (Dekubitusprophylaxe)
- Sonde entfernen: im geschlossenen Zustand, zügig, damit möglicher Sondeninhalt nicht in den Atemtrakt gelangt

MERKE

Vor jeder Nahrungsverabreichung wird die Menge des Magenrests durch Aspiration des Mageninhalts kontrolliert – unabhängig davon, ob die Nahrung sondiert oder mittels Flasche getrunken wird.

Reanimation von Neugeborenen und Kindern

Auffinden eines Kd.: **Bewusstseinslage kontrollieren,** bei eingeschränktem/fehlendem Bewusstsein: **Notruf absetzen, Reanimation beginnen** (→ Abb. 20.1, → Tab. 20.1).

A = Atemwege freimachen: Kopf leicht nach hinten kippen, Nacken anheben; Sekret absaugen, Fremdkörper entfernen

B = Beatmung: keine ausreichende Spontanatmung → Beatmung beginnen: Atembeutel und -maske oder Mund-zu-Mund/-Nase, Assistenz bei Intubation

C = Circulation/Zirkulation: Herzdruckmassage (→ Abb. 20.2) bei fehlender/unzureichender Herzaktion; harte Unterlage erforderlich; Druckpunkt auf unterer Sternumhälfte, Frequenz: 100–120 Kompressionen/Min.; Technik je nach Alter des Kd.

Intoxikationen

Am häufigsten betroffen sind Kd. zwischen 6 Monaten und 3 Jahren (meist Zigarettenstummel, Medikamente, Haushaltsreiniger).

Symptome

Je nach Vergiftung, oft nicht eindeutig:

- Bewusstseinsveränderungen (→ 5), Schwindel
- Leichte Kopfschmerzen, verzerrtes Sehen
- Krampfanfälle (→ 17)
- Magen-Darm-Störungen
- Störungen von Atmung und Kreislauf

Sofortmaßnahmen

- Anamnese zum Unfallhergang: **Wer** (Alter, Gewicht des Kd.)? **Was** (Pflanzenreste, Lösungsmittel, ...)? **Wann** (Zeitpunkt)? **Wie** (oral, parenteral, kutan, ...)? **Wie viel** (Menge)? **Warum** (Versehen/Suizidversuch)? **Risikofaktoren und Begleiterkrankungen? Symptome?** Ergriffene **Maßnahmen?**

- Vitalparameter kontinuierlich überwachen
- Labordiagnostik nach AO; Urin, Erbrochenes für Diagnostik aufheben
- Primäre Giftentfernung: Reste im Mund/auf der Haut mit Wasser spülen
- Verdünnung aufgenommener Giftstoffe durch geringe Mengen Flüssigkeit nach AO (keine Milch, keine kohlensäurehaltigen Getränke)
- Nach AO Gabe medizinischer Aktivkohle – bindet Giftstoffe
- Nach AO Gabe eines Antidots
- Nach AO Magen spülen (sehr selten)

VORSICHT

Kein induziertes Erbrechen und keine Magenspülung bei:
- Bewusstseinseinschränkung, Bewusstlosigkeit ohne Intubation
- Säuren und Laugen (Verätzungsgefahr der Ösophagusschleimhaut)
- Benzin, Lösungsmittel, Lampenöl (ggf. Lungenschädigung)
- Gefahr von Krampfanfällen, erst antikonvulsive Therapie

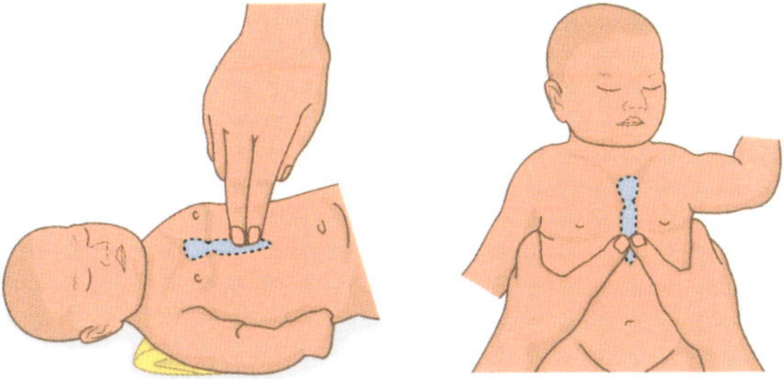

Abb. 20.2 Herzdruckmassage [L138]

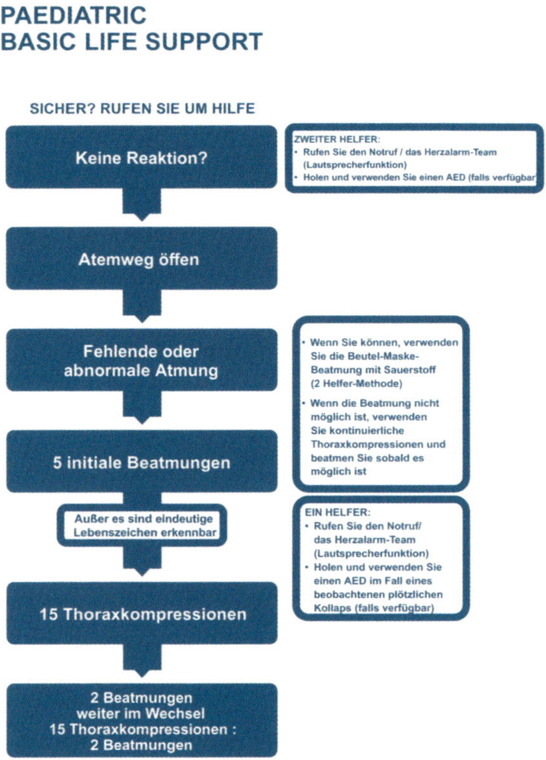

Abb. 20.1 Pediatric basic life support. AED = automatisierter externer Defibrillator [F781-041] © German Resuscitation Council (GRC) und Austrian Resuscitation Council (ARC) 2021

Lebensalter	Verhältnis Kompression/Beatmung	Technik der Herzdruckmassage	Herzdruckmassagefrequenz	Kompressionstiefe der Herzdruckmassage
Neugeborene	5 initiale Beatmungen, dann 3 : 1	2 Finger	100–120/Min.	2–3 cm
Kinder	15 : 2	1 Handballen	100–120/Min.	3–4 cm
Schulkinder	15 : 2	2 Hände	100–120/Min.	5 cm
ab Pubertätsalter, Erwachsene	30 : 2	2 Hände	100–120/Min.	mindestens 5 cm

Tab. 20.1 Parameter der kardiopulmonalen Reanimation

Verbrühung und Verbrennung

Besonders betroffen: Kd. zwischen 2 und 6 Jahren; meist unfallbedingte Ursachen, z. B. Spielen mit Feuer, Verbrennung durch Wärmflasche, Kontakt mit der heißen Herdplatte

Erstversorgung

- Verbrühung bis 1 Stunde nach Unfall sofort mit fließendem kaltem Wasser kühlen (**Achtung:** Unterkühlungsgefahr)
- Kleidungsstücke der betroffenen Region entfernen
- Wunde steril abdecken, z. B. Metallinefolie, sterile Tücher
- Venöser Zugang bei Verbrennungen >1° (→ Abb. 20.3) und >10 % Körperoberfläche
- Schmerzbekämpfung
- Tetanusimpfung je nach Impfschutz
- Volumenersatz zur Schockbekämpfung
- Achtsamkeit hinsichtlich Flüssigkeitsverlust und Hypothermie
- Nahrungskarenz für eventuelle Narkose

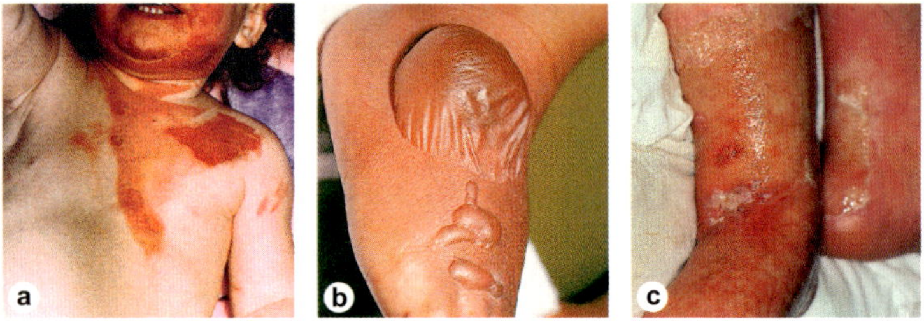

Abb. 20.3 Verbrennungsgrade [R396]

- Monitoring und Vitalzeichen kontrollieren
- Intubation bei Zyanose, Stridor, Dyspnoe sowie bei Verbrennungen im Gesichts-, Hals- und Atemwegsbereich → Ödembildung
- Begleitverletzungen klären

VORSICHT

Hinweise auf Verletzungen durch Kindesmisshandlung (→ 14):
- Symmetrische Verletzungen
- Scharf begrenzte Verletzung
- Strumpf- oder handschuhförmige Verletzungen
- Ungewöhnliche, unplausible Erklärung der Eltern

Aspiration von Fremdkörpern

50 % aller Fremdkörperaspirationen bei Kd. im Alter von 2–3 Jahren; meist kleine Gegenstände, z. B. Erdnüsse, Spielzeugteile, Schrauben; vollständige oder teilweise Obstruktion des Bronchuslumens möglich (→ Abb. 20.4)

Symptome
- Plötzliche Luftnot
- Husten
- Stridor

- Je nach Lokalisation des Fremdkörpers seitenungleiche Atmung
- Zyanose und Bewusstseinstrübung

Erstmaßnahmen

- Kd. zum kräftigen (effektiven) Husten auffordern
- Manöver zum Entfernen von Fremdkörpern (→ Abb. 20.4, → Abb. 20.5)

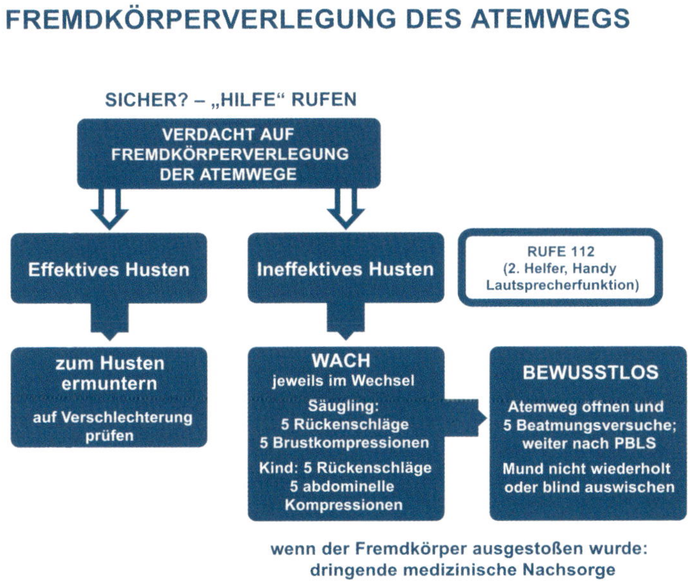

Abb. 20.4 Behandlung bei Fremdkörperverlegung der Atemwege. PBLS = Paediatric Basic Life Support [F781-041] © German Resuscitation Council (GRC) und Austrian Resuscitation Council (ARC) 2021

- Bei Heimlich-Handgriff (Oberbauchkompression) anschließend ärztliche Untersuchung – Gefahr von Oberbauchverletzungen!

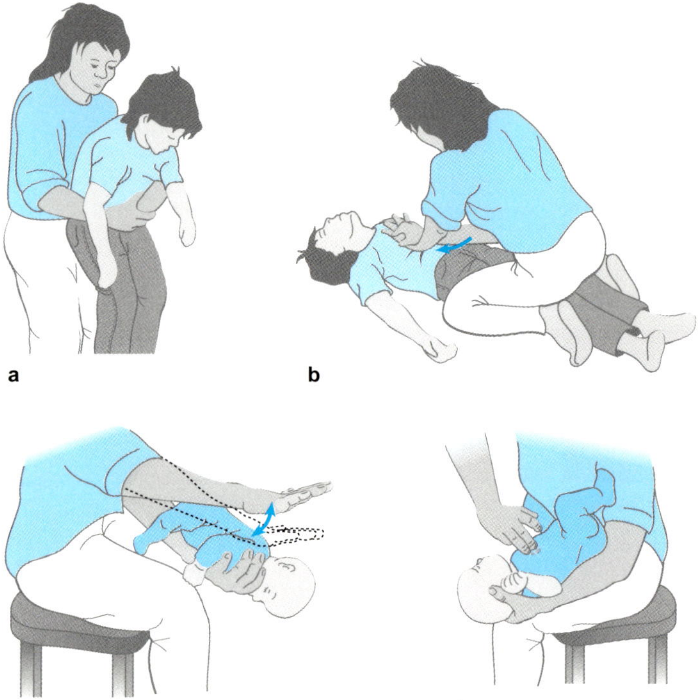
a b c d

Abb. 20.5 Maßnahmen nach Aspiration eines Fremdkörpers [R394/L231]

Verbandwechsel

- Aseptisch für 2–4 Wochen, ab 7.–10. Tag alle 2–3 Tage
- Halteplatte öffnen, Sonde aus Platte lösen, beides mit Schleimhautdesinfektionsmittel reinigen (Wischdesinfektion)
- Haut beobachten
- Sonde 2–3 cm in den Magen schieben, wieder rausziehen, Mobilisation der Sonde (leichte Drehung), → Tab. 21.1
- Sonde in Halteplatte klemmen, Platte etwa 0,5 cm über Hautniveau
- Austrittsstelle mit Schlitzkompresse unterpolstern
- Verband anlegen

Komplikation	Präventivmaßnahmen	Sofortmaßnahmen
infizierte Einstichstelle	Verband regelmäßig wechseln	Arzt informieren; Verbandwechsel nach AO
Diarrhö	Sondenkost langsam einlaufen lassen; Kost auf Zimmertemperatur	Arzt informieren; Zufuhrrate reduzieren; Sondenkost umstellen
Erbrechen → Aspirationsgefahr	Oberkörper hochlagern; Nahrung langsam einlaufen lassen	Vorgang abbrechen; stabile Seitenlage oder Oberkörper hochlagern; Patient betreuen
verstopfte Sonde	vor und nach Gabe von Kost oder Medikamenten Sonde mit 20 ml Wasser/Tee spülen; Medikamente vollständig auflösen oder mörsern	Sonde mit kohlensäurehaltiger Flüssigkeit, am besten Cola, vorsichtig mit Druck freispülen
Einwachsen der Halteplatte in Mageninnenwand	Sonde vorsichtig durch Drehung mobilisieren	Arzt informieren

Tab. 21.1 Komplikationen der PEG – Prävention und Umgang

Die Klemme bleibt bei einer geschlossenen PEG offen → Gefahr der Materialschädigung

Nahrung und Medikamente sondieren

- Oberkörper hochlagern, während und bis 60 Min. nach Verabreichung
- Aspirationsversuch: bei Nahrungsresten keine neue Sondierung
- Flussrate bzw. Bolusgabe nach AO einstellen; prüfen: Schlauch ohne Knick, Klemme offen
- Beipackzettel der Medikamente beachten
- Medikamente einzeln mörsern, separat verabreichen
- Überleitungssystem nach 24 Stunden wechseln
- Sondenkost innerhalb von 8 Stunden einlaufen lassen; Wasser zuvor abkochen, abkühlen lassen
- Angebrochene Sondenkost verschlossen im Kühlschrank max. 24 Stunden aufbewahren

VORSICHT

Magensaftresistente Tabletten und Retardtabletten nie mörsern! Je nach Beipackzettel ggf. auflösen.

Zeitpunkt des Sondierens:

- Übliche Essenszeiten, regelmäßige Abstände
- Ältere Kinder: nachts Verdauungstrakt entlasten
- Fortlaufende Nahrungsapplikation: 4 Stunden Pause zur Aktivierung bakterienabtötender Wirkung des Magensafts

Ess- und Trinkversuche:

- Stimulieren Sinneswahrnehmung
- Tropfen der Kost zwischen Lippen oder auf die Zunge geben
- Grundvoraussetzung: Schluckreflex vorhanden

Nahrungskarenz

- Letzte Nahrungs- und Flüssigkeitsaufnahme nach AO
- Ggf. Infusion, um Flüssigkeitshaushalt auszugleichen

Abführmaßnahmen

- I. d. R. nur bei größeren abdominellen Eingriffen
- Kd. vor Transport bzw. vor Prämedikation zur Toilette schicken/wickeln

Transport zum OP-Saal

- Bett mit Namen des Kd. und Station versehen
- Vorher Prämedikation verabreichen, ab dann Bettruhe
- Ggf. Transportdienst organisieren
- Unterlagen mitgeben: Kurve, Akte, Befunde, Narkoseprotokoll, Einwilligungserklärung
- Möglichst in Begleitung eines Elternteils/vertraute Person

Zimmer während der OP vorbereiten

- Ruhiges Zimmer wählen, Zimmerbelegung beachten
- Raum lüften, aufräumen, Zimmerhygiene einhalten
- Entsprechend Eingriff Material richten, z. B. Schienen, Positionierungshilfsmittel; zudem: Infusionsständer, Blutdruckgerät, Überwachungsprotokolle, Nierenschale
- Klingel auf Funktionsfähigkeit prüfen
- Absauggerät, O_2-Anschluss, Beatmungsbeutel mit Maske, ggf. Notfallmedikation und Überwachungsmonitor bereitstellen

Postoperative Maßnahmen

- Vitalzeichen beobachten
- Ausscheidung beobachten
- Schmerzen beobachten

- Wunde/Verband beobachten: Nachblutung, Menge, Zeitpunkt, Aussehen
- Zugänge, Infusionen, Transfusion versorgen
- Drainagen: Funktion; Lage; Sekret in Menge, Aussehen beobachten
- Frühestmögliche Mobilisation
- Orale Flüssigkeits- und Nahrungszufuhr nach AO (entsprechend Art des Eingriffs)
- Laborwerte: BB, Elektrolyte, Gerinnung, CRP, BGA, BZ
- Bei Erbrechen unterstützen; Mundpflege anbieten

Psychosoziale Aspekte

- Kind entsprechend des Alters und der Bewusstseinslage gemeinsam mit den Eltern über die Operation und die folgenden Tage informieren
- Orientierung geben und Ängste reduzieren
- Fragen klären und Kind ermuntern, Fragen zu stellen
- Vorteile nach der Operation in den Vordergrund stellen

Für Kinder ist eine Operation häufig emotional sehr belastend, daher ist es wichtig die Eltern einzubeziehen, z. B.

- Bei vorbereitenden Prozeduren
- Beim Transport zum OP
- Im Aufwachraum
- Bei der OP-Nachsorge, z.B. Verbandwechsel

Dekubitusprophylaxe

Druckentlastung und -reduzierung gefährdeter Körperstellen (→ Abb. 23.1) durch Lagewechsel, Positionierungshilfsmittel und Bewegungsförderung

Risiko einschätzen

- Bei Aufnahme und bei Veränderungen
- Ab Jugendalter mittels Braden-Skala oder Norton-Skala
- Bei Sgl. und KK unter 6 Jahren Braden-Q-Skala

Risikogruppen

- FG und NG bis zum Alter von 4 Wochen
- Kd. vor dem Schulalter
- Kd. mit Ödemen im Bereich der Auflagefläche des Körpers
- Bei verminderter oder fehlender spontaner Aktivität
- Bei verminderten Bewegungs- und Mobilisationsmöglichkeiten, z. B. aufgrund Beatmung, Sedierung, kritisch kranke und kreislaufinstabile Kd.
- Bei Paraplegie
- Mental retardierte Kd.
- Kachektische Kd.; Kd. mit sehr limitierenden Diäten, z. B. bei schweren Stoffwechselerkrankungen
- Bei peripherer Minderdurchblutung, kardiologischen Erkrankungen
- Bei medizinischen Hilfsmitteln, die Druck auf das Gewebe erzeugen, z. B. Schienen, Fixationen, Sensoren, Kabel

Maßnahmen

- Lage im Liegen wechseln: 30°-/135°-Positionierung
- Mikropositionierungen: geringste Positionsveränderungen
- Druckentlastung im Sitzen, z. B. durch Keilkissen, Gesäßkissen

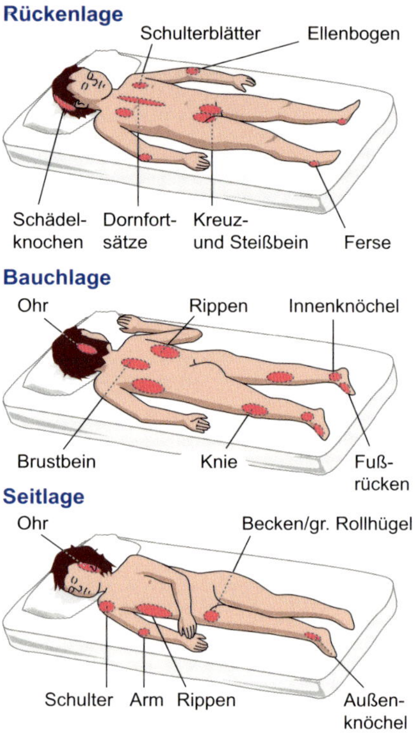

Abb. 23.1 Dekubitusgefährdete Körperstellen je nach Position [L157]

- Druckverteilende Hilfsmittel einsetzen, z. B. Antidekubitusmatratze, Wechseldruckmatratze (Angaben zum KG beachten), Wassermatratze, Hufeisen-Lagerungskissen zur Nestlagerung insbesondere bei Sgl.
- Badetücher, Stoffwindeln zur Positionsunterstützung
- Luftzirkulation und Temperaturausgleich gewährleisten! **Achtung:** bei Sgl. Gefahr des plötzlichen Kindstods beachten!
- Mobilisation und Transfer des Kd. fördern

VORSICHT

Kein Fußbrett oder Fußbank bei Kd. mit Hirnschädigung oder muskulärem Hypertonus einsetzen, diese fördern die Spastik!

BEACHTE

Hautzustand mittels Fingertest beurteilen: Rote Stelle für 3 Sekunden mit einem Finger drücken. Wird die Stelle weiß, liegt kein Dekubitus vor.

Pneumonieprophylaxe

Gefährdung durch	Risiken/Risikogruppen	Mögliche Interventionen
eingeschränkte Mobilität → Sekretansammlung	• Immobilität • Körperliche Behinderung • Sedierung, Relaxation	• Mobilisation soweit möglich • Lagerung/Position engmaschig wechseln • Sekret mobilisieren und entleeren, z. B. durch Inhalation

Tab. 23.1 Pneumonierisiken bei Kindern

Gefährdung durch	Risiken/Risikogruppen	Mögliche Interventionen
beeinträchtigte Atemtiefe → Minderbelüftung, Gefahr der Sekretansammlung	• Operative Eingriffe im Bauch-/Thoraxbereich • Geschwächte Atemmuskulatur	• Atemtrainer zur Verbesserung der Atemtiefe • Atemübungen, z. B. Watte pusten/Kontaktatmung • Atemstimulierende Einreibung
beeinträchtigte Sekretentleerung → hohe Infektionsgefahr durch Sekretansammlung	• CF • Chronische Atemwegsveränderungen • Beatmung	• Lagerungstechniken • Atemtraining • Atemübungen • Physiotherapie • Vibration
beeinträchtigter Schluckakt → Aspirationsgefahr	• Angeborene Schluckstörung • Bewusstlosigkeit • Beatmung und nach Extubation	• Aspirationsprophylaxe • Nahrung sondieren • Bei Bedarf absaugen
akute Lungenschädigung	• Akute Aspiration • (Beinah-)Ertrinkungsunfall • Inhalationstrauma	zügige Reaktion entsprechend Auslöser, um langfristige Schädigung zu vermeiden/reduzieren
Immunschwäche → Infektanfälligkeit erhöht	• Immunsuppression oder Zytostatikatherapie • FG • Schwere Vorerkrankungen	• Strikte Hygiene und entsprechende Anleitung • Umkehrisolation • Ernährungsberatung zur Stärkung des Immunsystems • Physikalische Maßnahmen

Tab. 23.1 Pneumonierisiken bei Kindern *(Forts.)*

Kontrakturprophylaxe

Je nach Gelenkstellung unterscheidet man:

- **Beugekontraktur:** Bewegungseinschränkung in Beugestellung, Streckung im Gelenk unmöglich
- **Streckkontraktur:** Bewegungseinschränkung in Streckstellung, Beugung im Gelenk unmöglich
- **Abduktionskontraktur:** Bewegungseinschränkung in Abspreizhaltung, Heranziehen unmöglich
- **Adduktionskontraktur:** Abspreizen nicht möglich

Maßnahmen

- Regelmäßig Position wechseln
- Frühzeitig mobilisieren
- Halbsitzende oder sitzende Position anstreben
- Passive und aktive Bewegungsübungen
- Korrektes Handling nach Bobath-Konzept
- Gewünschte Bewegungen provozieren → Physiotherapie hinzuziehen

MERKE

Kd. mit kognitiven Einschränkungen gelten als Risikogruppe für Kontrakturen!

Thromboseprophylaxe

Erfolgt i. d. R. bei Immobilität und einem der folgenden Zusatzfaktoren:

- Kd. ab dem 10. Lebensjahr
- Sichtbare Pubertätszeichen (Schambehaarung, Brustwachstum usw.)
- Gewicht > 40 kg bzw. BMI > 25 (→ 16)
- Orale Kontrazeption oder Nikotinkonsum
- Thrombophilie oder Thrombosen in der Anamnese

Maßnahmen

- Frühmobilisation
- Bewegungsübungen
- Anleitung zu Eigenübungen, z. B. Fußgymnastik, Radfahren im Bett
- Medizinische Thrombose-Prophylaxe-Strümpfe (MTPS, → Abb. 23.2)

VORSICHT

Beine auf Einschnürungen, Hautrötungen und Ödeme kontrollieren. Füße und Zehen auf Blässe, Blaufärbung, Sensibilitätsstörung, Kältegefühl und Schmerzen beobachten. Auf Unverträglichkeitszeichen achten, z. B. bei latexhaltigen MTPS.

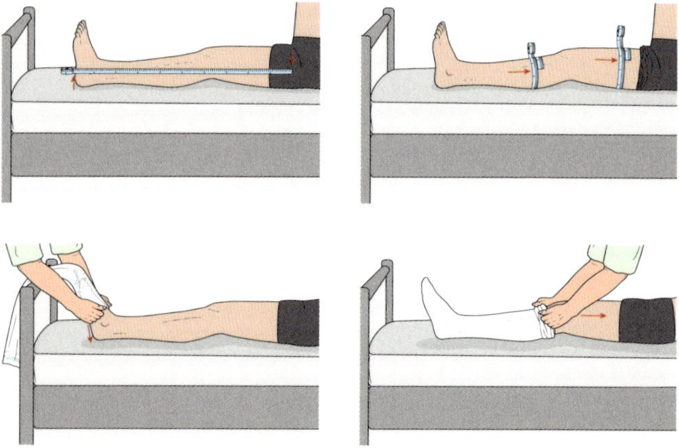

Abb. 23.2 MTPS abmessen und anziehen [L264]

Anhand der Reifezeichen (→ Tab. 24.3) lässt sich ermitteln, ob das NG der Schwangerschaftsdauer entsprechend entwickelt ist.

- KL mindestens 48 cm
- KG mindestens 2.500 g
- Schulterumfang > Kopfumfang
- Pralles subkutanes Fettpolster
- Lanugobehaarung nur an Schultern, Oberarmen, oberem Rücken
- Kopfhaare kräftig, seidig
- Feste Knorpel der Ohren und Nase
- Nägel überragen Fingerkuppen, bedecken Zehenkuppen
- Fußsohlenfalten bedecken die ganze Sohle
- Genitale:
  - Mädchen: großen Labien bedecken die kleinen
  - Junge: Hoden liegen im Skrotum

APGAR-Schema

Der APGAR-Wert (→ Tab. 24.1) des NG wird nach 1, 5 und 10 Min. vom Arzt oder von der Hebamme bestimmt.

Kriterien	Beurteilung		
	0 Punkte	**1 Punkt**	**2 Punkte**
Atmung	keine	langsam und unregelmäßig	regelmäßig; kräftiges Schreien
Puls	keiner	< 100/Min.	> 100/Min.
Grundtonus (Muskeltonus)	keine Spontanbewegung	geringe Flexion der Extremitäten	aktive Bewegungen
Aussehen (Hautfarbe)	blass, blau	Stamm rosig, Extremitäten blau	rosig
Reflexe	keine	Grimassieren	Schreien, Husten, Niesen

Tab. 24.1 APGAR-Schema

APGAR-Wert	Bewertung
8–10 Punkte	lebensfrisches NG
6–7 Punkte	leichte Adaptionsstörung
3–5 Punkte	mittelschwere Adaptionsstörung, Betreuung auf Intensivstation
0–2 Punkte	schwerste Adaptionsstörung, Reanimation

Tab. 24.2 APGAR-Index und dessen Bewertung

Als Summe ergibt sich der APGAR-Index mit maximal 10 Punkten (→ Tab. 24.2).

Reifezeichen	Reifes Neugeborenes	Frühgeborenes
Ohrmuschel und Nasenknorpel	gut tastbar, vollständig ausgebildet	fehlend, mangelhafte Knorpeleinlagerung der Ohrmuschel
Brustdrüsengewebe und Mamille	fühl- und messbar, 6–7 cm Durchmesser, Warzenhof im Hautniveau	Mamille im Hautniveau, Warzenhof nicht pigmentiert
Finger- und Fußnägel	überragen die Kuppen	z.T. fehlend, sonst sehr weich, überragen nicht die Kuppen
Fußsohlenfältelung	gesamte Sohle und Ferse mit Hautfalten bedeckt	glatt, noch nicht ausgeprägt
Genitale	große Labien bedecken die kleinen; Hoden im Skrotum	kleine Labien bedecken die großen; Klitoris wirkt sehr groß; Hoden meist nicht im Skrotum
Behaarung	Kopfhaar seidig, jedes Haar erkennbar; keine Lanugobehaarung, Ausnahme: zwischen Schulterblättern	reichlich Lanugobehaarung; geringe Kopfbehaarung; kaum Augenbrauen

Tab. 24.3 Reifezeichen des Neu- und Frühgeborenen

- Nach AO, im Notfall ohne AO erlaubt
- Hände vor jeder Manipulation desinfizieren
- Schläuche, Wasserbehälter, Gasverteiler, Flowmeter mindestens alle 48 Stunden wechseln
- O_2 mit Aqua dest. anfeuchten, ab 6 l/Min. auch anwärmen
- Vor O_2-Gabe Nasenpflege bzw. Nase putzen lassen
- Sondenlage kontrollieren, Druckstellen vermeiden
- O_2-Dosierung und Aqua-dest.-Menge regelmäßig kontrollieren
- Angabe in l/Min.
- O_2-Sättigung < 90 % = Minderversorgung (Ausnahme: Herzfehler!)
- Applikationsort des Sättigungssensors wechseln (Dekubitusgefahr)
- Einmalsysteme verwenden

Überwachung

- Atmung: unregelmäßig, verlangsamt, flach?
- Puls/Blutdruck: Tachykardie? Hypertonie? (→ Tab. 28.1)
- Blutgasanalyse
- Sauerstoffsättigung
- Bewusstsein: ansprechbar, unruhig, schläfrig?
- Haut: Zyanose, Druckstellen durch Sonde?
- Nasen- und Mundschleimhaut: trocken, Läsionen?
- Sauerstoffdosierung, Sondenlage, Aqua-dest.-Menge

Komplikationen

Hyperoxämie, zu viel gelöster Sauerstoff im Blut, ist gefährlich:

- FG: Gefahr von Netzhautveränderungen/Sehbehinderungen
- O_2 trocknet Schleimhäute aus; Konzentration ↑ schädigt Atemsystem
- O_2-Therapie kann bei chronischer Atemschwäche und erhöhter Kohlendioxidkonzentration im Blut zu reduzierter Atemarbeit mit Apnoen führen

Inhalt der Sauerstoffflasche berechnen

MERKE

Flaschenvolumenl (1) × Druckauf Manometer (bar)
= **Vorrat in l** (bei normalematmosphärischem Druck von 1 bar)
Beispiel:
10-l-Flasche × 150 bar Manometerstand
10 × 150 = 1.500 l Inhalt

Bei Kindern mit Atemwegsbeeinträchtigungen ist es oft erforderlich, die Einatemluft mit Sauerstoff anzureichern, insbesondere bei Säuglingen und Kleinkindern.
Die Sauerstoffverabreichung erfolgt
- mittels Sauerstoffnasensonde,
- Sauerstoffbrille,
- direkt in den Inkubator oder
- über eine Sauerstoffmaske.

Es besteht die Gefahr einer Lungenschädigung und bei Früh- und Neugeborenen die Gefahr einer Augen- bzw. Netzhautschädigung.

Der Schlaf ist mit seinen Bedürfnissen, Gewohnheiten und Ritualen sehr individuell.
Viele Faktoren beeinflussen den Schlaf, z. B. Alter (→ Tab. 26.1), Geschlecht, Licht, Jahreszeit, Wetter.

MERKE

Für NG und KK sind Einschlafrituale besonders wichtig, z. B. gemeinsames Kuscheln oder eine Gutenachtgeschichte. Eingespielte Schlafrituale erleichtern das Einschlafen in fremder Umgebung.

Alter	Schlafdauer im Durchschnitt
Neugeborene	18 Std.
Säuglinge	12–18 Std.
Schulkinder	9–11 Std.
Jugendliche	9–10 Std.
Erwachsene	6–8 Std.
ältere Menschen	bis 7 Std.

Tab. 26.1 Physiologisches Schlafbedürfnis

Plötzlicher Kindstod

Der plötzliche Kindstod, auch als Sudden Infant Death Syndrome (SIDS) bezeichnet, zählt zu den häufigsten Todesursachen bei Säuglingen im ersten Lebensjahr. Die genauen Ursachen sind noch nicht vollständig geklärt, jedoch weisen Studien auf verschiedene Risikofaktoren hin.

MERKE

Der plötzliche Kindstod ist ein plötzlicher, unerwarteter Tod, der bei einem scheinbar gesunden Säugling im Alter zwischen 1 Monat und 1 Jahr im Schlaf auftritt.
Häufigkeitsgipfel: 2.–4. Lebensmonat

Risikofaktoren

- Schlafen in Bauchlage
- Gedeihstörung/Wachstumsdefizit
- Ungünstige soziale Verhältnisse (u. a. niedriges Einkommen)
- Alter der Mutter unter 20 Jahre
- Nikotin-/Heroin- oder Alkoholabusus während der Schwangerschaft
- Passivrauchen
- Wärmestau bzw. Überhitzung durch Decken, zu warme Kleidung und hohe Raumtemperatur
- Rasche Schwangerschaftsfolge (1 Jahr oder weniger Abstand zwischen den einzelnen Geburten)
- Frühgeburt/Mehrlingsgeburten

MERKE

Präventionsmaßnahmen

- Rückenlage zum Schlafen
- Nutzung eines Schlafsacks (der Körpergröße angepasst) anstelle einer Bettdecke
- Raumtemperatur von 18 °C
- Eigenes Bett im Elternschlafzimmer
- Nutzung einer schadstofffreien und nicht zu weichen Matratze
- Verzicht auf Stofftiere, Bettumrandungen, Nestchen o. Ä.
- Rauchfreie Umgebung
- Stillen

Auch Kd., die aufgrund ihres Alters, ihrer Entwicklung oder Ausdrucksmöglichkeiten Schmerzen nicht verbal äußern, empfinden Schmerzen (→ Tab. 27.1).

Lebensalter	Reaktion bei Schmerz
NG/junge Säuglinge	• Weinen • Veränderte Mimik • Anspannung des Körpers • Abwehrhaltung, -bewegungen
Säugling	• Weinen • Lokale körperliche Reaktion mit Vermeiden des schmerzenden Bereichs, z. B. meidet Lage auf dem Ohr, wenn dieses schmerzt
Kleinkinder	• Weinen und Schreien • Verbale Ausdrücke, z. B. „Aua", „es tut weh" • Reibt Arm oder Bein, um Schmerz zu bekämpfen • Abwehrverhalten, z. B. Spritze zur Blutentnahme • Fehlende Kooperation • Bittet, mit der Maßnahme aufzuhören • Klammert sich an Eltern/Bezugsperson • Körperliche Zuwendung • Bei anhaltendem Schmerz: Ruhelosigkeit, Gereiztheit • Wird misstrauisch
Schulkind	• Verhalten wie KK • Hinhaltetaktiken, z. B. „in einer Minute", „ich bin noch nicht fertig mit ..." • Muskuläre Verspannungen wie geballte Faust, weiße Handknöchel, zugekniffene Augen, Zähneknirschen, angespannte Gliedmaßen
Jugendliche	• Verbale Äußerungen wie „es tut weh", „du tust mir weh" • Erhöhter Muskeltonus und Körperkontrolle • Weniger lautstarker, weniger körperlicher Widerstand

Tab. 27.1 Reaktionen von Kindern auf Schmerz

Schmerzeinstufung durch Messinstrumente

- Mindestens 2 × pro Schicht und bei Bedarf
- Neonatologie: Berner Schmerzscore
- 0–4 Jahre: Kindliche Unbehagens- und Schmerzskala (KUSS)
- Ab 4 Jahren: Gesichterskala, z. B. Faces Pain Scale
- Visuelle Analogskala (VAS) ab 8 Jahren; Verbale Rating-Skala (VRS) ab 9 Jahren
- Bei kognitiver Beeinträchtigung ist das Pediatric Pain Profile geeignet

Pflegerische Schmerzprävention

- Vor geplanter Punktion ggf. lokalanästhesierendes Pflaster
- Möglichst venöse statt kapillare Blutentnahme
- Stress und Unruhe vermeiden
- Vorbeugend Lokalanästhetika oder/und Analgetika je nach Eingriff
- Nach Eingriff regelmäßige, vorausschauende Analgesie nach AO, bevorzugt schmerzlose Verabreichung: oral, rektal, intervenös
- Orale Saccharose-Gabe bei FG/NG vor der Intervention
- Hautkontakt herstellen, Eltern einbeziehen
- Nichtmedikamentöse Schmerztherapie (→ Tab. 27.2)

Maßnahme	Indikation (Beispiele)	Hinweise
schmerzentlastende Lagerung	betroffenen Körperteil ruhigstellen	• Hochlagerung oder bequemes Unterpolstern • Regelmäßige Positionierung

Tab. 27.2 Nichtmedikamentöse Schmerztherapie

Maßnahme	Indikation (Beispiele)	Hinweise
Kältezufuhr	• Akute Schmerzen bei Verletzung • Rheumatische Schmerzen im akuten Schub	• Kalte/gefrorene Handtücher, kühle Wickel/Kühlelement • **Achtung:** Unterkühlungsgefahr! Mit Handtuch umwickeln
Wärmezufuhr	• Chronische Gelenkerkrankungen • Koliken • Muskuläre Verspannungen	• Wickel mit speziellen Zusätzen • Nicht bei bewusstseinsbeeinträchtigten Personen
atemstimulierende Einreibung	• Alle Schmerzformen außer Rückenbeschwerden • Atemprobleme	• Entspannte Position • Ergänzend Musik und Öl einsetzen
Ablenkung	• Schmerzhafte Prozedur • Postoperativer Schmerz	alters-/entwicklungsadäquate Ablenkung notwendig

Tab. 27.2 Nichtmedikamentöse Schmerztherapie *(Forts.)*

MERKE

Im Rahmen der Schmerztherapie von Kindern und Jugendlichen ist es bedeutsam, Schmerzen frühzeitig zu erkennen und angemessen zu reagieren. Die Medikamente werden nach ärztlicher Anordnung gewichtsbezogen und schmerzadaptiert verabreicht und mit pflegerischen Maßnahmen kombiniert.

Blutdruck

Lebensalter	Physiologische Blutdruckwerte (mmHg)
Frühgeborene	45/25
Neugeborene › 2.000 g	60/40
Säuglinge	80/60
Kleinkinder	95/60
Schulkinder	110/70
Erwachsene	120/80
ältere Menschen	140/90

Tab. 28.1 Physiologische Blutdruckwerte

Mittlerer arterieller Druck (MAD) = (diastolischer Blutdruck × 2 + systolischer Blutdruck) : 3

MERKE

Der MAD entspricht dem Perfusionsdruck in den Organen, gilt insbesondere bei FG als wichtiges Indiz für die Kreislaufversorgung. Der MAD sollte bei FG etwa der Schwangerschaftswoche entsprechen.

Breite der Manschette in cm = Oberarmumfang in cm × 0,6 – 1,2
(Faustregel: 2/3 des Oberarms sollten von der Manschettebedeckt sein)

Indirekte Beurteilung des Blutdrucks:

- Hautfarbe, -temperatur, Rekapillarisierungszeit → Hinweis auf Mikrozirkulation
- Urinausscheidung → Durchblutungssituation innerer Organe, v. a. der Nieren (anhaltend niedriger RR/Blutdruck,Oligurie, Anurie)
- Erhöhte Herzfrequenz → Kompensation der Hypotonie

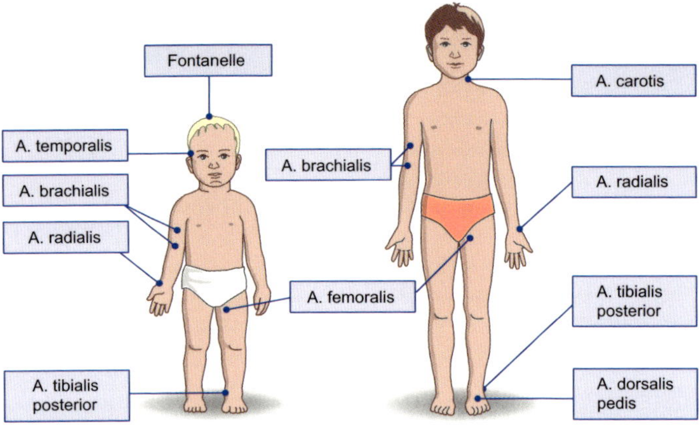

Abb. 28.1 Orte zur Ermittlung der Pulsfrequenz [L157]

- Befinden: Abgeschlagenheit, Schwindel ggf. Hinweis auf Hypotonie

Verdacht auf Herzfehler: Blutdruckmessung an allen 4 Extremitäten, um mögliche Differenz zu erkennen

Puls

Der Puls wird nach Frequenz (→ Tab. 28.2), Rhythmus und Qualität beurteilt. Er lässt sich am ehesten tasten, wenn die Arterie gegen einen Widerstand gedrückt werden kann, z. B. gegen einen Knochen, Muskel oder eine Sehnenplatte (→ Abb. 28.1).

- Pulsmessung über Fontanelle nur im Säuglingsalter möglich

Lebensalter	Referenzwerte Herzfrequenz
Neugeborene	80–180/Min.
Säuglinge (1–12 Monate)	120–150/Min.
Kleinkinder	80–130/Min.
Schulkinder	65–110/Min.
Jugendliche/Erwachsene	55–105/Min.

Tab. 28.2 Physiologische Herzfrequenz

- Bei Kd. stärkere Pulsschwankung, da stärkere Reaktion auf körperliche Anstrengung, Fieber, Anspannung
- Pulsfrequenz bei Sgl. bis zu 200/Min.
- Bei Sgl. Bestimmung der Herzfrequenz mittels Stethoskop
- Bei Herz- oder Nierenerkrankungen: Puls über 1 Min. auszählen
- Bei Verschlechterung des Allgemeinzustands: Pulsmessung an den großen Gefäßen, z. B. A. carotis oder A. femoralis
- Auffälligkeiten des Pulses in Frequenz, Qualität, Rhythmus sofort an den Arzt weitergeben
- Pulsfrequenz bei ruhigem Kd. ermitteln, z. B. im Schlaf

MERKE

Bei der Monitorüberwachung gilt es klinisch relevante Alarme, z.B. echte Apnoen, und Fehlalarme, z.B. Bewegungsartefakte, zu unterscheiden.

Körpertemperatur

Messorte

- **Rektal** (Körperkerntemperatur): evtl. etwas Vaseline auf Thermometerspitze geben; **Achtung:** Gefahr der Schleimhautverletzung; Sgl. in Seitenlage positionieren